F. Láhoda   A. Ross

Echoenzephalographie

Ein Leitfaden für Klinik und Praxis

Zweite, neubearbeitete Auflage

Mit einem Beitrag von E. Kazner
und einem Geleitwort von A. Schrader

Mit 33 Abbildungen

Springer-Verlag
Berlin Heidelberg New York 1979

Professor Dr. F. Láhoda
Dr. med. A. Ross
Klinikum Großhadern, Neurologische Klinik
Marchioninistr. 15, 8000 München 70

Die erste Auflage erschien beim Johann Ambrosius Barth-Verlag, München
1971 unter dem Titel:
F. Láhoda, I. Lund
UEG-Fibel · Ein Leitfaden für die Ultraschallenzephalographie

CIP-Kurztitelaufnahme der Deutschen Bibliothek

Láhoda, Frieder:
Echoenzephalographie : e. Leitf. für Klinik u. Praxis / F. Láhoda ; A. Ross. Mit e. Beitr. von E. Kazner
u. e. Geleitw. von A. Schrader. –
2., neubearb. Aufl. – Berlin, Heidelberg, New York : Springer, 1979.
(Kliniktaschenbücher)
1. Aufl. im Barth-Verl., München. – 1. Aufl. u. d. T.: Láhoda, Frieder: UEG-Fibel.

ISBN-13: 978-3-540-09324-4   e-ISBN-13: 978-3-642-48632-6
DOI: 10.1007/978-3-642-48632-6

Satz- u. Bindearbeiten: G. Appl, Wemding, Druck: aprinta, Wemding
2127/3020-543210

Kliniktaschenbücher

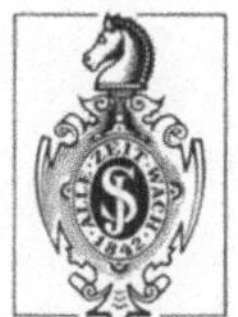

Geleitwort zur zweiten Auflage

Die Ultraschall-Echodiagnostik gehört heute zum festen Bestand technischer Untersuchungsverfahren. Besonders in der Neurologie, der Neurochirurgie und in der Unfallchirurgie besitzt die Ultraschall-Echoenzephalographie ein breites Indikationsgebiet.

Ohne den Patienten zu belästigen, vermittelt sie als risikofreie, beliebig zu wiederholende Untersuchungsmethode ohne Zeitaufwand wichtige Hinweise, besonders bei Notfallpatienten mit Verlagerung der Mittelstrukturen. Über Technik und diagnostische Aussagen der Ultraschall-Echoenzephalographie sind zahlreiche Arbeiten und größere Monographien erschienen. Mit derartigen Beiträgen will und kann dieses Buch nicht konkurrieren. Es ist lediglich als Leitfaden für die Praxis gedacht. Dieser Zielsetzung hat sie offenbar entsprochen, weshalb sie jetzt in zweiter Auflage erscheint.

A. Schrader

V

Vorwort zur zweiten Auflage

Seit dem Erscheinen der ersten Auflage im Jahre 1971 wurde durch die Einführung der axialen Computertomographie ein entscheidender Fortschritt bei der Diagnostik intrakranieller Prozesse erzielt. Es taucht daher verschiedentlich die Frage auf, ob unter diesen Umständen der Echoenzephalographie noch eine Existenzberechtigung zukommt.

Abgesehen davon, daß Computertomographie und andere neuroradiologische Untersuchungsmethoden nicht überall zur Verfügung stehen, wird auch bei zunehmender Verbreitung dieser Methoden die Bedeutung der Echoenzephalographie als *primärer Suchmethode* bei der Frage einer intrakraniellen Massenverschiebung und bei der Verlaufskontrolle unterschiedlichster zerebraler Prozesse vorerst bestehen bleiben.

Ziel der zweiten, neubearbeiteten Auflage war es, einen praxisnahen Leitfaden vorzulegen, der die Technik, Anwendungsmöglichkeiten und Indikationen der Echoenzephalographie vermittelt.

Die Autoren sind Herrn Kollegen KAZNER – der zu den Pionieren der klinischen Echoenzephalographie zählt – für das Kapitel über den kindlichen Hydrozephalus sehr zu Dank verpflichtet.

München, im März 1979
F. LÁHODA
A. ROSS

Inhaltsverzeichnis

1. Einleitung

Als T. K. Dussik im Jahre 1937 erstmals die Anwendungsmöglichkeiten des Ultraschalls in der medizinischen Diagnostik näher er-
forschte, hatte er die Anregung hierzu durch Untersuchungsverfahren erhalten, die in der Schiffahrt und in der Industrie schon seit
längerer Zeit in Gebrauch waren: Die Lotung der Wassertiefe und
des Meeresbodenprofils sowie die zerstörungsfreie Werkstoffprüfung
mit Hilfe von Ultraschall.
Leider erwies sich die von Dussik u. a. Autoren zunächst ange-
wandte Absorptionsmethode als nicht brauchbar. Bei dieser sog. Hy-
perphonographie bzw. Ultrasonographie wurde der im Schädelinnern abgeschwächte Schallstrahl in elektrische Energie umgewandelt
und photooptisch registriert, jedoch verhinderten die Dickenschwan-
kungen des Schädelknochens ein einwandfreies Ventrikelbild. Aus
diesem Grund schienen Ultraschall-Untersuchungen am Schädel
nicht erfolgversprechend.
Es ist zweifellos das große Verdienst von Leksell, erstmals mit Hilfe
des Echoimpuls-Verfahrens 1953 am intakten Schädel reproduzierbare Reflexionen der medianen Hirnstrukturen erzeugt zu haben.
Hierdurch war die Möglichkeit gegeben, bei Verlagerung dieser Mittellinienstrukturen durch raumfordernde intrakranielle Prozesse
diese zu erkennen und ihre Seitenlokalisation anzugeben. Diese Untersuchungsmethode, von Leksell *»Echoenzephalographie«* ge-
nannt, wurde in der Folgezeit weiterentwickelt und gehört heute zum
festen Bestandteil der Diagnostik raumfordernder intrakranieller
Prozesse. Ihr besonderer, bis heute noch nicht übertroffener Vorteil
liegt in ihrer beliebig häufigen, nicht belastenden Reproduzierbarkeit, was vor allem bei lebensbedrohlichen Komplikationen nach
Schädel-Hirn-Traumen abseits größerer diagnostischer Zentren von
entscheidender Bedeutung für die Prognose sein kann.

1

2. Technik der Enzephalographie

2.1. Physikalische Grundlagen

Zum Verständnis der Echoenzephalographie ist es zweckmäßig, die wesentlichen physikalischen Grundvoraussetzungen dieser Untersuchungsmethode ins Gedächtnis zurück zu rufen.

Schallwellen werden durch mechanische Schwingungen hervorgerufen, die in ihrer Ausbreitung zeitlich und räumlich an Materie wie Gase, Flüssigkeiten oder Festkörper gebunden sind. Im Gegensatz zu elektromagnetischen Wellen kann sich daher im Vakuum kein Schall fortpflanzen. Die *Schallgeschwindigkeit* hängt vom übertragenden Medium ab und ist gleichzeitig für das Übertragungsmedium selbst eine charakteristische Größe. Während sie beispielsweise in Luft $340 \, \mathrm{msec}^{-1}$ beträgt, erreicht sie in Wasser $1500 \, \mathrm{msec}^{-1}$ und in Stahl über $5000 \, \mathrm{msec}^{-1}$.

Zwischen der *Frequenz* der Schallwellen und ihrer *Wellenlänge* besteht eine umgekehrte Proportionalität, d. h. je höher die Frequenz, um so größer ist die Wellenlänge. Bei kurzer Wellenlänge ähnelt die Ausbreitungsweise der Schallwellen immer mehr jenen elektromagnetischer Wellen wie Licht, Röntgenstrahlen u. a., bleibt aber, wie bereits erwähnt, im Gegensatz dazu immer an Materie gebunden.

Jene Frequenzbereiche, die unterhalb der menschlichen Hörbarkeitsgrenze liegen, werden bekanntlich als *Infraschall*, jene Frequenzanteile, die oberhalb dieser Grenze liegen, als *Ultraschall* bezeichnet.

Im einzelnen unterscheidet man:

a) Infraschall
   Frequenzbereich 0–11 Hz

b) Hörschall

Frequenzbereich 16 Hz–20 kHz

c) Ultraschall

20 kHz–1 GHz

d) Hyperschall

Frequenzbereich 1–30 GHz

Trifft die Schallwelle beim Durchlaufen eines bestimmten Mediums, z. B. Wasser, auf ein festes Hindernis, so tritt an dieser Grenzfläche eine *Reflexion* auf, welche als *Echo* bezeichnet wird. Dieses Prinzip hat man sich bekanntlich schon seit langem bei der Auslotung der Meerestiefe mittels Ultraschall zunutze gemacht. Reflexionen können aber auch an Grenzflächen von Medien mit verschiedenen *Schallimpedanzen* bzw. *Wellenwiderständen* auftreten, die von Ultraschall durchdrungen werden. Hierbei gilt prinzipiell, daß um so *kleinere* Reflexionen registriert werden, je *geringer* die Unterschiede der Wellenwiderstände der hintereinander im Schallweg liegenden Medien sind. Die Lokalisation der einzelnen Reflexionen bzw. Echos hängt vom Absolutwert der Schallgeschwindigkeit der durchdrungenen Medien ab. Aus dem Produkt von Schallgeschwindigkeit und halber Zeitdifferenz zwischen Schallabgabe und empfangenem Echo läßt sich der jeweilige *Reflexionsort* berechnen.

Von praktischer Bedeutung für die Anwendung der Echoenzephalographie ist die Tatsache, daß die meisten Gewebe des menschlichen Körpers eine Schallgeschwindigkeit aufweisen, die sich von der des Wassers nur geringfügig unterscheidet. Die einzelnen Werte sind in Tabelle 1 aufgeführt.

Da sich Ultraschall im Knochen etwa doppelt so schnell wie im Liquor, im Blut oder im Hirngewebe ausbreitet, kommt es zu einer sog. *Schichtdickenverzerrung*, die speziell bei der echoenzephalographischen Untersuchung des kindlichen Hydrozephalus berücksichtigt werden muß.

Tabelle 1. Schallgeschwindigkeiten in menschlichen Geweben

Blut	$1{,}57 \times 10^3$ msec^{-1}
Liquor	$1{,}5 \times 10^3$ msec^{-1}
Gehirn	$1{,}53 \times 10^3$ msec^{-1}
Knochen	$3{,}38 \times 10^3$ msec^{-1}

Die Reflexionen der Schallwellen an den Grenzflächen unterliegen im wesentlichen den Gesetzen der Optik. Für die Praxis der Echoenzephalographie ist vor allem wichtig, daß der *Einfallswinkel* dem *Ausfallswinkel* entspricht (s. S. 9). Allerdings wird auch unter dieser Voraussetzung an den meisten Grenzflächen die auftreffende Ultraschallenergie nur partiell reflektiert, während der Rest in das andere Medium eindringt. Das Verhältnis zwischen reflektierter und eindringender Ultraschallenergie wird daher als *Reflexionsgrad* bezeichnet, der um so höher liegt, je größer der Unterschied zwischen den Schallimpedanzen zweier Medien ist.

2.2. Gebräuchliche Ultraschall-Untersuchungsverfahren

Der Ultraschall wird durch sog. *piezo-elektrische* Kristalle erzeugt, die elektromagnetische Schwingungen in Ultraschallschwingungen umformen können, wobei dieser Vorgang auch umgekehrt reproduzierbar ist. Besonders geeignet für piezo-elektrische Kristalle sind Bariumtitanat, Turmalin und Quarze, die deshalb auch als elektroakustische Wandler bezeichnet werden.

Für die medizinische Diagnostik werden die beiden folgenden Ultraschall-Untersuchungsverfahren angewendet:

2.2.1. Durchschallungsverfahren

Beim Durchschallungsverfahren werden von einem Sender Ultraschallwellen durch einen zu prüfenden Gegenstand gesandt und mit Hilfe eines gegenüberliegenden Empfängers registriert. Durch elektrische Umwandlung können sowohl Änderungen der *Ultraschallintensität* als auch der *Ultraschallaufzeit* gemessen werden, wodurch Rückschlüsse auf Strukturveränderungen des durchschallten Gegenstandes möglich sind. Dieses Verfahren wird beispielsweise im Bereich der Technik zur Werkstoffprüfung angewandt, in der Echoenzephalographie stellt es die wichtigste Methode dar, das sog. *theoretische Mittelecho* bzw. *Sollecho* zu bestimmen (s. S. 20).

2.2.2. Echoimpuls-Reflexionsverfahren

Dieses Verfahren stellt die Grundlage der Echoenzephalographie dar. Es beruht auf dem Prinzip, den von den Grenzflächen verschieden dichter Medien reflektierten Ultraschall zu registrieren. Hierbei bilden Sender und Empfänger in Form eines Schwingkristalles eine Einheit, die als *Prüfkopf* bezeichnet wird. Die bei der Reflexion entstehenden Echosignale werden vom Empfänger in Zeitabständen aufgenommen, die der zurückgelegten Entfernung proportional sind. Verwertbare Echos kommen allerdings nur zustande, wenn die Reflexion auf den Prüfkopf in einem Einfallswinkel von annähernd 90 Grad erfolgt.

Die vom Prüfkopf empfangenen Echosignale werden elektronisch verstärkt und auf einem *Oszillographen* registriert (s. S. 13).

3. Physikalische Gesetzmäßigkeiten bei der Anwendung am Schädel

Bei der Echoenzephalographie ist der Ultraschallstrahl mit einer Sonde zu vergleichen, mit der bestimmte intrakranielle Strukturen abgetastet und auf pathologische Lage- oder Formänderungen hin untersucht werden.

Hierzu sind, ähnlich wie bei einer echten Sondenuntersuchung, genaue Kenntnisse der anatomischen Verhältnisse und eine gewisse manuelle Geschicklichkeit erforderlich. Gleichzeitig müssen die physikalischen Gesetzmäßigkeiten dieses Untersuchungsverfahrens bekannt sein und berücksichtigt werden, um diagnostisch verwertbare Ergebnisse zu erhalten.

Beim Echoimpuls-Reflexionsverfahren werden die vom Prüfkopf ausgesandten Schallimpulse auf ihrem Weg durch den Schädel an den Grenzflächen der verschiedenen intrakraniellen Strukturen in Abhängigkeit vom Einfallswinkel reflektiert.

Von praktischer Bedeutung ist die Tatsache, daß im höheren Lebensalter aufgrund vermehrter Pneumatisation der Schallwiderstand des Schädelknochens zunimmt. Dies führt in einigen Prozent dazu, daß verwertbare Reflexionen vom Schädelinhalt nicht zu erhalten sind. Der vergleichsweise dünne und weniger pneumatisierte kindliche Schädelknochen dagegen stellt für die Schallimpulse kaum ein Hindernis dar, womit für die Registrierung von Reflexionen aus dem Schädelinnern in diesem Lebensalter sehr günstige Voraussetzungen gegeben sind.

3.1. Reflexionsbereich

Als Reflexionsbereich bezeichnet man die Eindringtiefe der Ultraschallimpulse im Schädel bzw. die Länge der Strecke, innerhalb welcher von den intrakraniellen Strukturen noch verwertbare Reflexionen zu erhalten sind. Dieser Bereich ist von der Frequenz der verwendeten Ultraschallwellen und vom Durchmesser des Strahlenbündels, welches dem Prüfkopfdurchmesser proportional ist, abhängig. Frequenz und Durchmesser des Prüfkopfes bestimmen die sog. »*Nahfeldlänge*«, deren Kenntnis jeweils für eine echoenzephalographische Untersuchung notwendig ist.

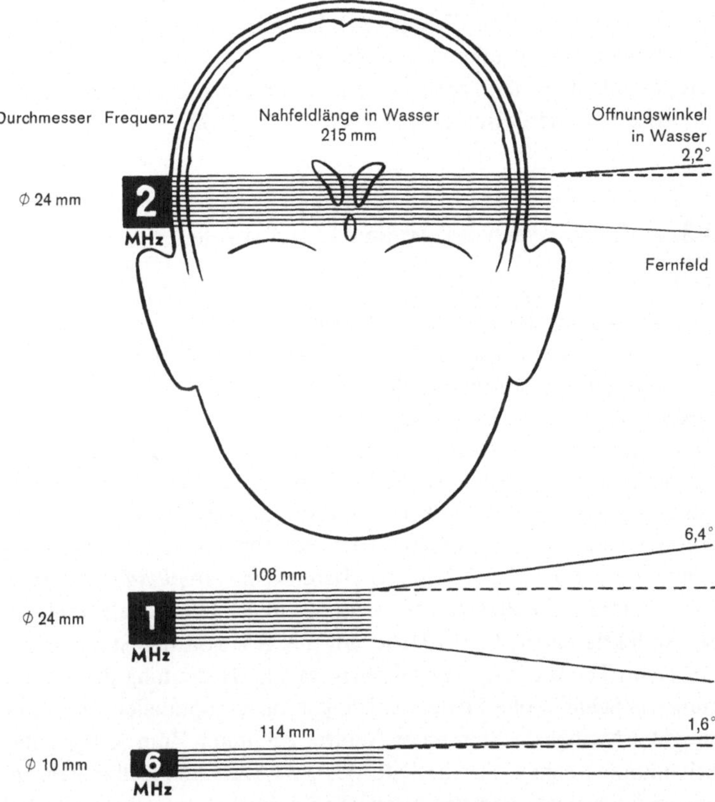

Abb. 1. Nahfeldlängen und Öffnungswinkel von Schallköpfen verschiedener Frequenz und Durchmesser im Wasser. 2 MHz-Kopf mit 15 bzw. 24 mm Durchmesser für Routineuntersuchungen wegen des längsten Nahfeldes am besten geeignet (tatsächliches Nahfeld im Schädel etwa 8 cm)

3.2. Nahfeldlänge

Der Ultraschall hat die Eigenschaft, sich bei gleichbleibender Schallgeschwindigkeit, ähnlich einem Lichtstrahl, eine bestimmte Strecke
weit im sog. *»Nahfeld«* gradlinig auszubreiten. Durch diesen weitge-
hend parallelen Verlauf der Ultraschallwellen ermöglicht das Nahfeld gute Untersuchungsergebnisse, da in seinem Bereich die Medianstrukturen des Gehirns *rechtwinklig* erfaßt werden können. Am
Ende des Nahfeldes beginnen die Schallwellen unter einem bestimmten *Öffnungswinkel* zu divergieren, der von der Frequenz und dem
Durchmesser des Prüfkopfes abhängig ist.
Die Nahfeldlänge nimmt mit steigender Frequenz zu, während Reflexionsbereich und Öffnungswinkel abnehmen (**Abb. 1**).

3.3. Reflexionsverhältnisse und Einfallswinkel

Obwohl Schallwiderstand und Schallgeschwindigkeit im intrakraniellen Gewebe nur relativ geringe Unterschiede aufweisen (s. S. 2), ist
dennoch eine ausreichende Reflexion der Schallwellen an ihren
Grenzflächen in der Regel gewährleistet.
Eine klinisch verwertbare Registrierung dieser Ultraschallreflexionen ist aber nur möglich, wenn diese die reflektierende Grenzfläche
innerhalb eines Einfallswinkels erreichen, der nicht mehr als 5–10%
von der Senkrechten abweicht. Nach experimentellen Untersuchungen von SCHIEFER et al. (1967) tritt bereits eine *Amplitudenreduktion*
des reflektierten Echos von 50% ein, wenn der Ultraschallstrahl von
der reflektierenden Grenzfläche um nur 5% von der Senkrechten
abweicht. Hieraus wird verständlich, welche Bedeutung der Plazie-
rung des Schallkopfes an der Schädelkalotte zur optimalen Registrierung der Medianstrukturen des Gehirns zukommt. Zum Anlegen des
Schallkopfes eignet sich deshalb der *temporale* Schädelbereich am
besten, da hier Medianstrukturen und Schädelkalotte nahezu parallel
verlaufen und außerdem die Kalotte hier dünner und somit besser
schalldurchlässig ist. Der Auftreffwinkel des Ultraschallstrahles
sollte sich hinsichtlich der zu untersuchenden intrakraniellen Struk-

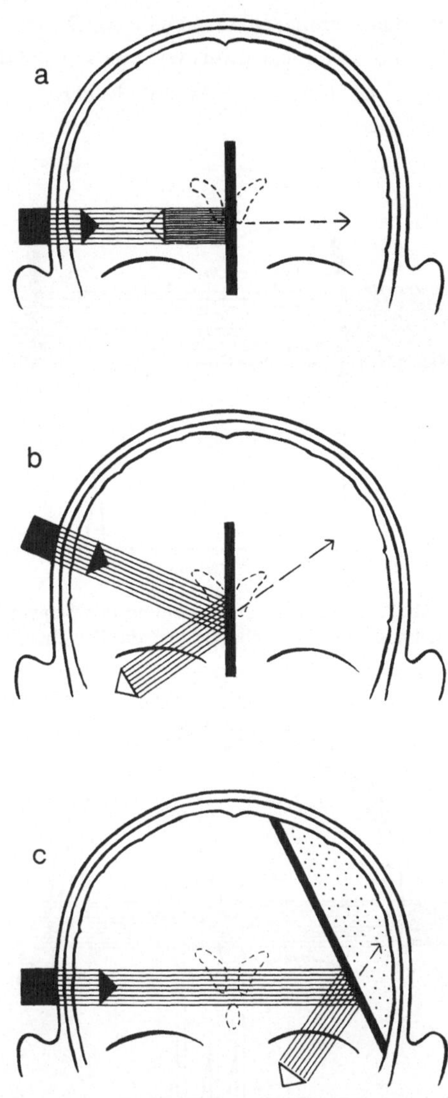

Abb. 2a–c. Schematische Darstellung von Einfallwinkel und reflektierender intrazerebraler Grenzfläche. **a** Bei 90 Grad Einfallwinkel direkte Reflexion auf den Prüfkopf. **b u. c** Bei schrängem Einfallswinkel bzw. schräger Grenzfläche keine Reflexion auf den Prüfkopf

tur daher immer 90 Grad nähern. Dieser Tatsache ist vor allem auch beim direkten Nachweis von epi- und subduralen Hämatomen (**Abb. 2a–c**) Rechnung zu tragen (s. S. 44).

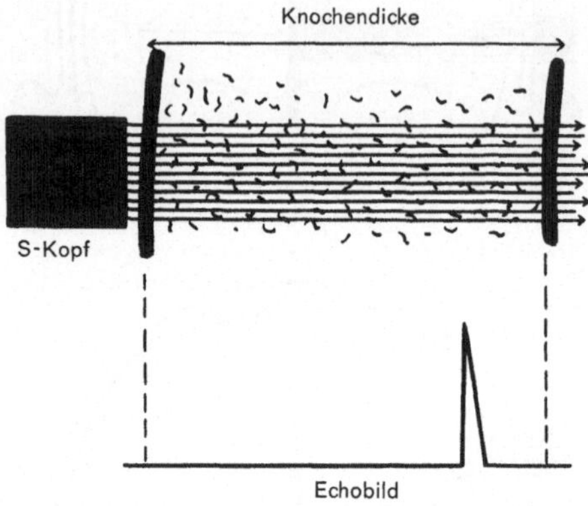

Abb. 3. Schematische Darstellung der Schichtdicken-Verzerrung des Schädelknochens. Das Echobild gibt die Knochendicke verkleinert wieder

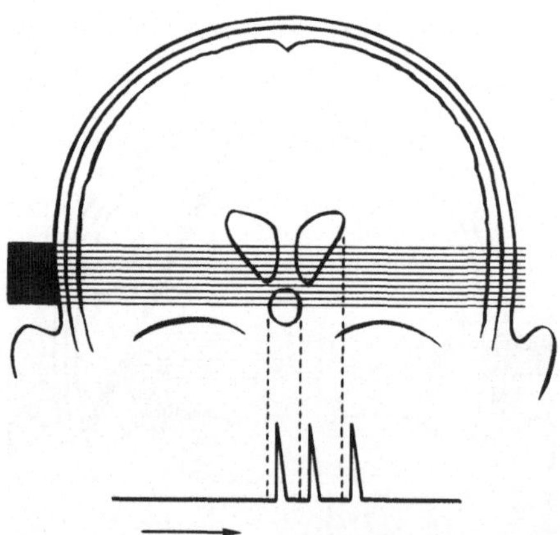

Abb. 4. Schematische Darstellung der Schichtdicken-Verzerrung beim kindlichen Hydrozephalus. Die Liquorschicht wird etwas verbreitert wiedergegeben

10

3.4. Schichtdickenverzerrung

Da die Schallgeschwindigkeit im Liquor um etwa 3% unter der der
Hirnsubstanz liegt, wird die Liquorschicht *vergrößert* abgebildet.
Dies ist klinisch nur dann von Bedeutung, wenn die Tiefe der Liquorschicht zunimmt, wie es beispielsweise beim kindlichen Hydrozephalus der Fall ist. Für die echoenzephalographische Diagnostik beim
Erwachsenen ist diese Schichtdickenverzerrung belanglos, da sie innerhalb der Auflöse-Ungenauigkeit liegt. Dies gilt auch für die ver-
kleinerte Abbildung der tatsächlichen Knochendicke, die aufgrund
der $2^{1}/_{2}$mal höheren Schallgeschwindigkeit im Schädelknochen im
Vergleich zum Hirngewebe zustande kommt (**Abb. 3 u. 4**).

4. Arbeitsweise des Echoenzephalographie-Gerätes

4.1. Eindimensionales Echoimpuls-Verfahren

In der klinischen Echoenzephalographie kommt nur das *eindimensionale* Echoimpuls-Verfahren zur Anwendung. Die von den reflektierenden Grenzflächen erhaltenen, zeitlich aufeinanderfolgenden Echoimpulse werden auf dem Oszillographenschirm als räumlich distanzierte, von der X-Achse ausgehende *Amplitudenveränderungen* registriert und photographisch dokumentiert.

4.2. Zweidimensionales Echoimpuls-Verfahren

Das zweidimensionale Echoimpuls-Verfahren, bei welchem statt Amplitudenveränderungen *Intensitätsveränderungen* dargestellt werden, hat sich in der zerebralen Diagnostik aufgrund der hohen Absorption durch den Schädelknochen als nicht brauchbar erwiesen.

4.3. Echoenzephalographie-Gerät

Für die technische Grundausstattung eines Echoenzephalographie-Gerätes sind 2 *Generatoren* erforderlich, welche den *Schallimpuls* erzeugen und steuern. Der Hochfrequenzgenerator erzeugt Frequenzen von 1–6 MHz. Diese elektrischen Impulse werden dem Prüfkopf zugeführt und dort in Ultraschall umgewandelt. Der zweite Generator erzeugt eine niederfrequente Impulsfolgefrequenz, welche den

12

Hochfrequenzimpuls steuert. Hierdurch wird eine Überlagerung von Echo und nachfolgendem Sendeimpuls vermieden. Gleichzeitig liefert der Niederfrequenzgenerator die elektrische Spannung für die waagrechte Ablenkung auf dem Schirm des Kathodenstrahloszillographen, welche der *Laufzeit* entspricht. Das vom Prüfkopf aufgenommene Schallecho wird als elektrischer Impuls verstärkt und gleichgerichtet, so daß auf dem Kathodenstrahloszillographen Sendeimpuls und Echo als Zacken abgebildet werden. Hierbei entspricht der Abstand zwischen den Zacken der Strecke, die der Ultraschall im Gehirn durchlaufen hat (**Abb. 5**).

Die auf dem Bildschirm erscheinenden Reflexionen können durch verschiedene *Regler* modifiziert werden. Während der *Schwellwertregler* die Grundlinie begradigt, erfolgt durch den *Tiefenausgleich*

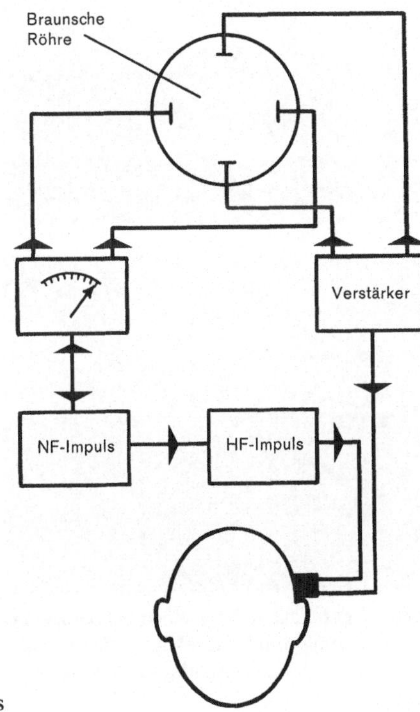

Abb. 5. Schaltschema eines Echoenzephalographie-Gerätes

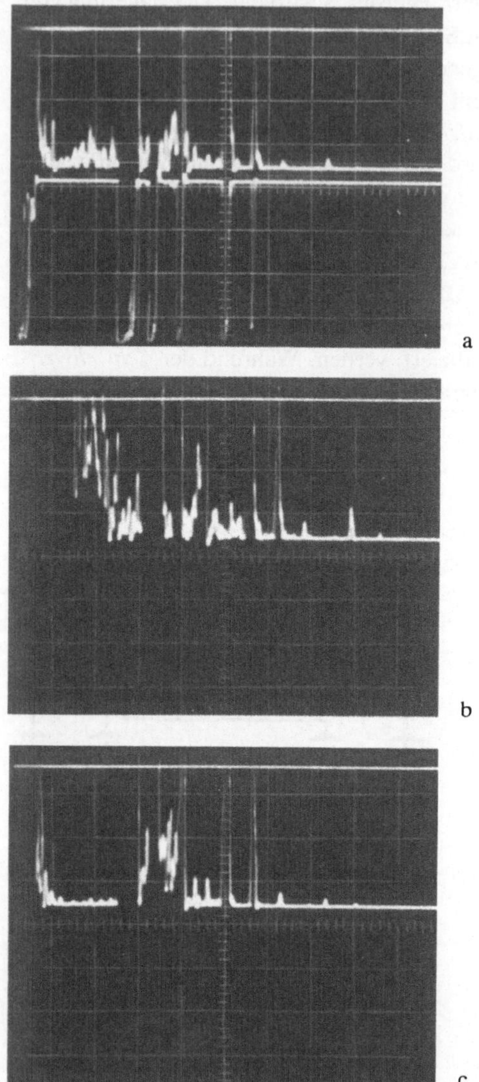

Abb. 6. a–f. Darstellung eines echoenzephalographischen Bildes und seine Beeinflussung durch Regelelemente. **a** Unkorrigiert. **b** Änderung der Echoamplituden durch Veränderung der Impulsstärke und **c** der Verstärkung.

14

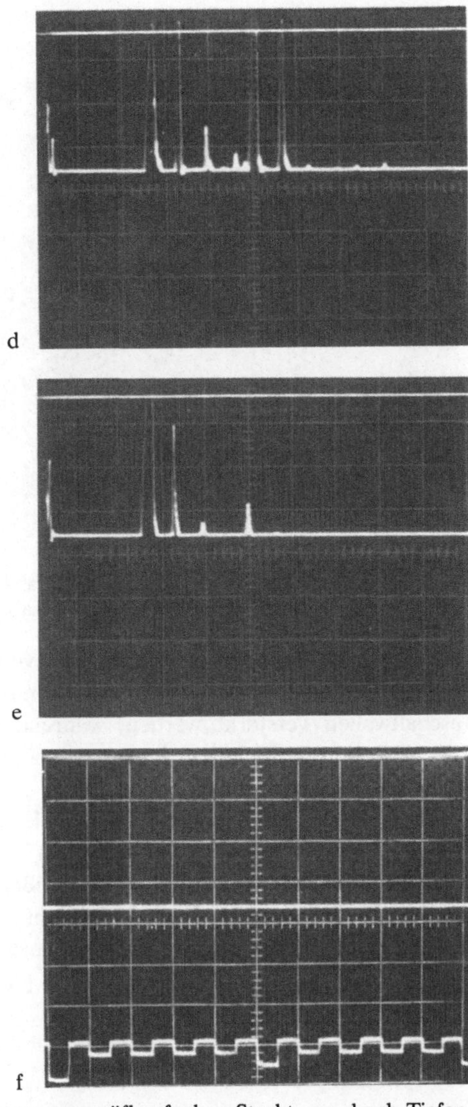

d Dämpfung der Reflexionen von prüfkopfnahen Strukturen durch Tiefenausgleich. **e** Begradigung der Grundlinie durch Schwellwertregler. **f** Elektronischer Maßstab zum parallaxenfreien, meßbereichunabhängigen Ausmessen der Echogramme

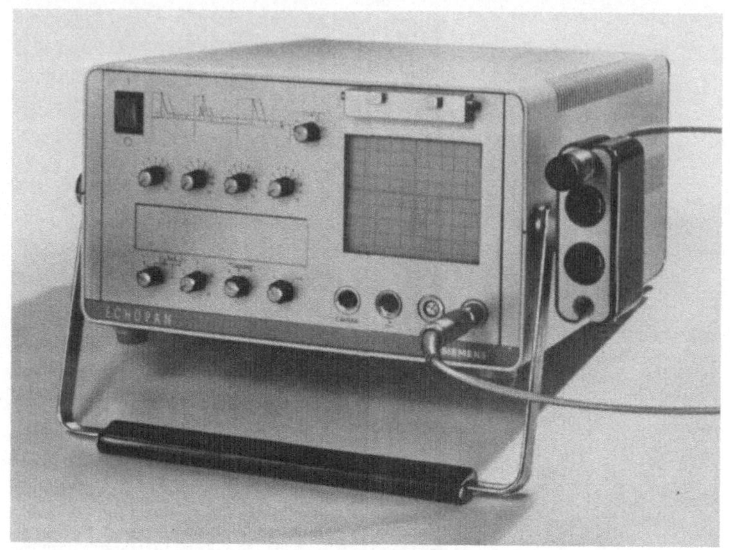

Abb. 7. Vorderansicht eines tragbaren Ultraschall-Untersuchungsgerätes (Echopan, Fa. Siemens AG), ohne Kameraaufsatz und Schallköpfe

eine stärkere Dämpfung der Reflexionen von prüfkopfnahen Strukturen. Durch einen *Verstärkungsregler* können die reflektierten Ultraschallwellen verstärkt werden, während der *Impulsstärkeregler* eine Korrektur hinsichtlich Amplitudenhöhe und Scharfabbildung der Echos ermöglicht (**Abb. 6a–f**).
Manche Gerätetypen sind mit einer sog. elektronischen »*Lupe*« ausgestattet. Hierdurch ist es möglich, einen Teil des Schirmbildes mit besonders interessierenden Echos mit größerer Dehnung darzustellen. Das Auflösungsvermögen eines Gerätes wird jedoch durch die größere Bilddehnung nicht erhöht, sondern lediglich der Abstand zwischen den einzelnen Echos vergrößert (**Abb. 7**).

4.4. Schallköpfe

Kernstück eines Echoenzephalographen ist der auswechselbare *Schallkopf,* in welchem der piezo-elektrische Kristall untergebracht ist. Während beim Durchschallungsverfahren jeweils ein Schallkopf als Sender und ein zweiter als Empfänger verwendet wird, dient beim Echoimpuls-Verfahren ein Schallkopf gleichzeitig als Sender und Empfänger. Entscheidend für die jeweilige Anwendung eines bestimmten Schallkopfes ist sein *Nahfeld*, das von Frequenz und Durchmesser bestimmt wird (s. **Abb. 1**). Da die Ultraschallfrequenz dem Medium und der zu untersuchenden Distanz angepaßt sein muß, werden i. allg. Schallköpfe mit einer Frequenz von 1, 2, 4 und 6 MHz und einem Durchmesser von 10, 15 und auch 24 mm benutzt.

Als *Universalschallkopf* gilt der 2 MHz-Kopf mit einem Durchmesser von 15 mm, der ein parallel gebündeltes Schallfeld von etwa 8 cm erzeugt und für alle echoenzephalographischen Untersuchungen gut geeignet ist. Für Untersuchungen bei Kindern, bei denen aufgrund des dünnen Schädelknochens ein geringerer Schallwiderstand vorliegt, kann ein 4 MHz-Schallkopf gewählt werden, bei älteren Patienten ist demgegenüber ein 1 MHz-Schallkopf ggf. erforderlich.

Von praktischer Wichtigkeit ist die große *Stoßempfindlichkeit* der Schallköpfe. Bereits ein einmaliges Anschlagen gegen einen harten Widerstand kann einen Schallkopf unbrauchbar machen, so daß sorgfältige Lagerung und Handhabung zu beachten sind.

4.5. Photographische Dokumentation

Jede echoenzephalographische Untersuchung sollte *photographisch* dokumentiert werden. Die handelsüblichen Echoenzephalographie-Geräte sind hierzu mit einem Kameraaufsatz ausgerüstet, wobei sich das Sofortbildverfahren am besten bewährt hat.

5. Untersuchungsablauf

Es ist wie bei anderen Untersuchungsverfahren zweckmäßig, bei allen echoenzephalographischen Untersuchungen nach einem *festgelegten* Untersuchungsschema vorzugehen.

Voraussetzung ist selbstverständlich ein funktionsbereites Gerät, bei dem entsprechend der jeweiligen Betriebsanleitung eine *Eichung* der Nullinie und eine Eichung des Maßstabes sowie eine Überprüfung der verschiedenen Schallelemente, Schallköpfe, Kabel und des Kameraaufsatzes vorgenommen wurde. Eine derartige Überprüfung ist in *regelmäßigen* Zeitabständen vorzunehmen.

5.1. Lagerung des Patienten

Die echoenzephalographische Untersuchung kann am *liegenden* oder *sitzenden* Patienten erfolgen. Da beim liegenden Patienten der Kopf i. allg. besser auf der festen Unterlage ruht bzw. gegen diese fixiert werden kann, ist dieses Verfahren bei Kindern oder schwierigen Untersuchungsverhältnissen vorzuziehen, um unerwünschte Bewegungen des Kopfes besser vermeiden zu können. Der Untersucher sitzt hierbei am Kopfende der Liege, so daß während der Handhabung des Schallkopfes und Bedienung des Gerätes gleichzeitig der Bildschirm beobachtet werden kann.

Bei der Untersuchung im Sitzen steht der Untersucher vor oder hinter dem Patienten und beobachtet auch hierbei gleichzeitig den Bildschirm (**Abb. 8a u. b**).

Um eine *uneingeschränkte* Konzentration des Untersuchers auf die Ableitung zu gewährleisten, ist die Assistenz einer eingearbeiteten Hilfskraft empfehlenswert, die nach den Anweisungen des untersu-

18

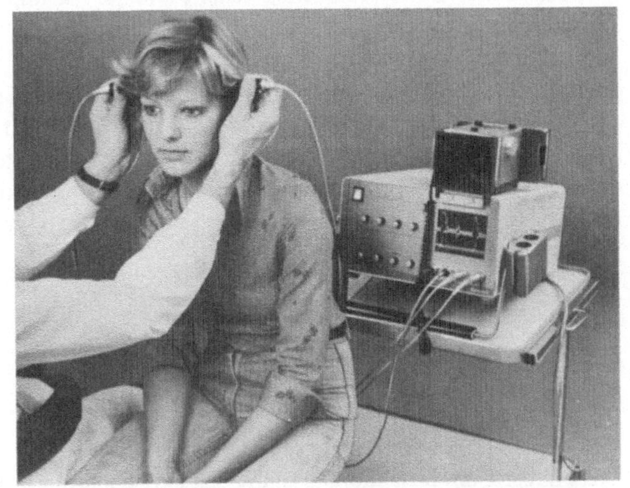

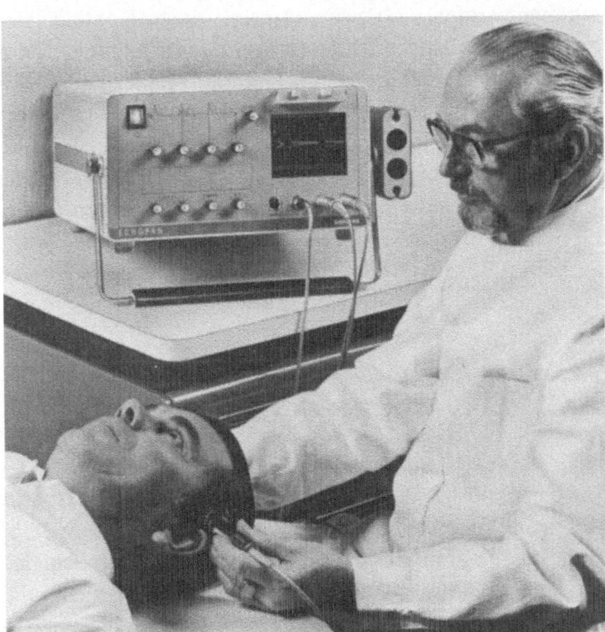

Abb. 8 Echoenzephalographische Untersuchung am sitzenden (**a**) und liegenden Patienten (**b**)

chenden Arztes die verschiedenen Schaltelemente wie Impulsstärkeregler, Verstärkungsregler, Tiefenausgleich und Schwellwertregler
bedient und die notwendigen Korrekturen vornimmt. Dies garantiert
zugleich eine gute photographische Dokumentation, da bei gleichzei-
tiger Bedienung des Gerätes durch den Arzt oft schon geringfügige
Veränderungen der Schallkopfposition erhebliche Amplitudenmin-
derungen bis hin zum Verschwinden von Echos bewirken können, so
daß wiederholte Ableitungen nach erneuter Ankoppelung des
Schallkopfes erforderlich sein können.

5.2. Wahl des Kopplungsmittels und Anlegen
des Schallkopfes

Das Anlegen des Schallkopfes kann auch am behaarten Kopf vorgenommen werden, wobei ein *guter und inniger* Kontakt zwischen Prüfkopf und Kopfhaut erforderlich ist. Dieser Kontakt soll nicht durch
übermäßigen Druck auf den Schallkopf, sondern durch ausreichende
Verwendung eines Kopplungsmittels erzielt werden. Bei unzurei-
chender Ankopplung kann der hohe Schallwiderstand der Luft das
Eindringen des Ultraschalls verschlechtern oder verhindern.
Als Kopplungsmittel sind verschiedene Präparate im Handel, wobei
die wasserlöslichen Gele besonders vorteilhaft sind. Notfalls können
aber auch Borsalbe, Paraffin oder Vaselin verwendet werden.

5.3. Mittellinienbestimmung mit Hilfe des
Durchschallungsverfahrens

Entscheidend für die diagnostische Aussage der echoenzephalographischen Untersuchung ist die Feststellung, ob die Mittellinienstrukturen des Gehirns in der *Mitte* des bitemporalen Schädeldurchmessers liegen oder ob sie davon *abweichen*. Um die theoretische Mittellinie zu bestimmen, auf welcher im Normalfall das Echo der Mittellinienstrukturen (Mittelecho) zu erwarten ist, wird das *Durchschal-*
lungsverfahren durchgeführt. Hierzu werden über der Ohrmuschel

20

im Bereich der Temporalschuppe 2 Schallköpfe einander gegenüber angelegt, von welcher der eine als Sender und der andere als Empfänger arbeitet. Hierdurch läßt sich das theoretische Mittelecho direkt auf dem Bildschirm ablesen und photographisch dokumentieren.

5.4. Messung des bitemporalen Schädeldurchmessers mit Kopfzirkel

Ist ein Durchschallungsverfahren aus technischen Gründen nicht möglich, so kann die *Messung des bitemporalen Schädeldurchmessers* auch mit Hilfe eines in der Geburtshilfe gebräuchlichen *Kopfzirkels* erfolgen. Der zur Messung verwendete Zirkel muß hierbei *genau* an jenen Stellen angelegt werden (i. allg. 1–2 cm oberhalb der Ohrmuschel über dem äußeren Gehörgang), an denen später auch der Schallkopf angelegt wird.
Die Halbierung des bitemporalen Schädeldurchmessers ergibt die theoretische Mittellinie (**Abb. 9a u. b**).

5.5. Rechnerische Bestimmung des theoretischen Mittelechos

Das theoretische Mittelecho *(»Sollecho«),* kann auch *rechnerisch* bestimmt werden. Zu der Position des Endechos, welches von der der Schallkopfseite gegenüberliegenden Schädelinnenwand hervorgerufen wird, wird noch die Stärke von Schädelkalotte und außen anliegenden Weichteilen (durchschnittlich 8 mm) addiert. Die Halbierung dieser Gesamtstrecke ergibt das Sollecho (FEUERLEIN u. DILLING, 1965).
Das Durchschallungsverfahren ist in jedem Fall der Messung mit dem Kopfzirkel bzw. der rechnerischen Bestimmung des theoretischen Mittelechos *vorzuziehen.*

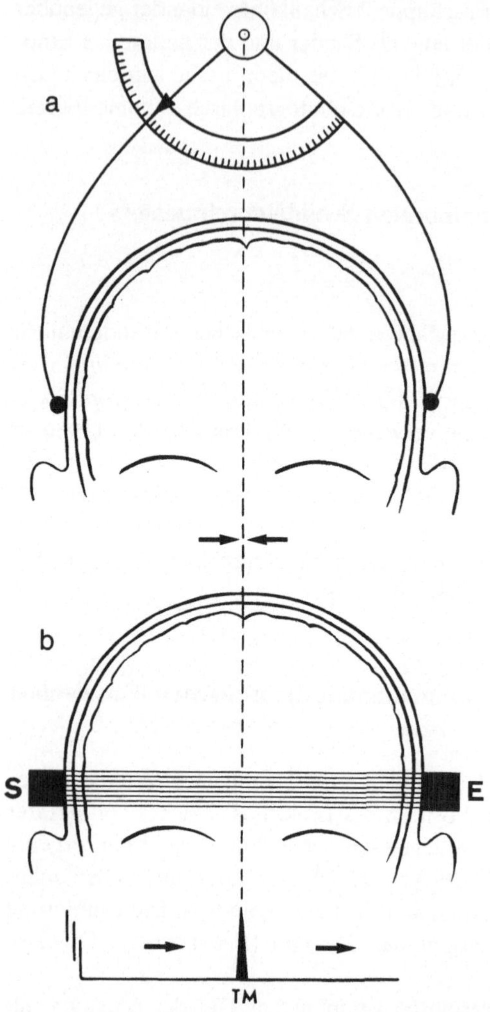

Abb. 9a u. b. Bestimmung des theoretischen Mittelechos (TM), **a** mit Hilfe eines Kopfzirkels, **b** mit Hilfe des Durchschallungsverfahrens

KENNFOLIE

zur Identifikation der
Echokomplexe auf den
Abbildungen 12, 19, 20, 21, 23, 24 und 26

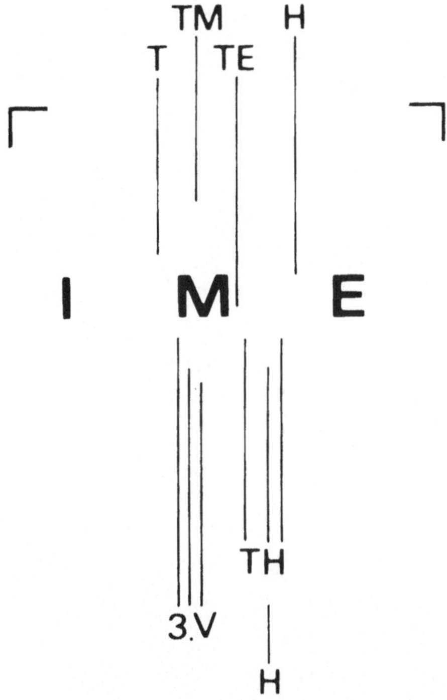

Kliniktaschenbücher
Láhoda/Ross: Echoenzephalographie
©Springer-Verlag Berlin, Heidelberg 1979

5.6. Reflexionsbeschallung (Laterale-temporale Beschallungsebene)

Grundsätzlich kann man Ultraschalluntersuchungen am Schädel von beliebigen Ableitungspunkten aus und in beliebigen Schnittebenen durchführen, womit theoretisch von jeder Stelle des Gehirns Reflexionen zu erhalten wären. Die Deutung dieser Reflexionen bereitet aber selbst bei genauen anatomischen Kenntnissen große Schwierigkeiten, so daß man für die klinische Untersuchung aus technischen und aus anatomischen Gründen die *laterale-temporale* Beschallungsebene wählt.

Man unterscheidet im wesentlichen 3 Meßpunkte:

1. Vordere obere bitemporale Beschallung (B),
2. vordere untere bitemporale Beschallung (A),
3. hintere bitemporale Beschallung (C) (**Abb. 10**).

Bei der *Position A* wird der Prüfkopf oberhalb des äußeren Gehörgangs direkt über der Ohrmuschel angesetzt, so daß man Reflexionen von den Wänden des *III. Ventrikels* erhält.

Bei der *Position B* geht man um eine Schallkopfbreite nach vorn und etwa einen Zentimeter nach oben, so daß Reflexionen vom *Septum*

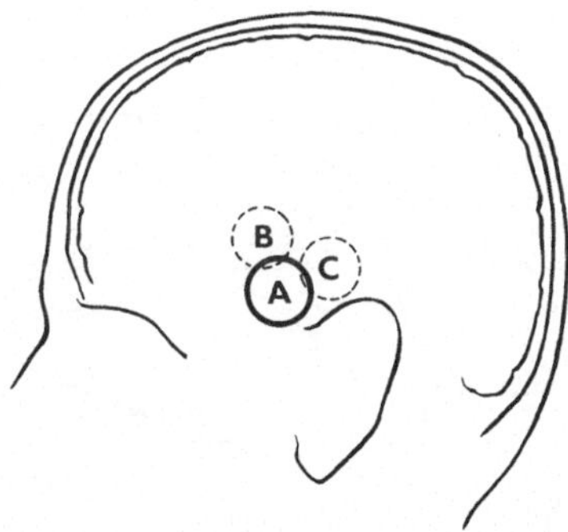

Abb. 10. Schematische Darstellung der Meßpunkte auf der Kalotte. A = gebräuchlichster Meßpunkt in Ohrhöhe etwas vor dem äußeren Gehörgang = vordere untere bitemporale Beschallung; B = wenige Zentimeter oberhalb der Ohrmuschel vor dem äußeren Gehörgang = vordere obere bitemporale Beschallung; C = etwas dorsal des äußeren Gehörganges in Höhe der Ohrmuschel = hintere bitemporale Beschallung

pellucidum entstehen. Wiederum etwa 1 cm oberhalb dieser Position erhält man Reflexionen von *Falx* und *Interhemisphärenspalt* sowie *Cella media* der Seitenventrikel.

In der *Position C* wird der Prüfkopf etwas oberhalb hinter dem Ohransatz angelegt, so daß bei geringer Kippung die *Epiphyse* eine Reflexion erzeugt (**Abb. 11 a u. b**).

Mit dieser Ableitetechnik wird der *supratentorielle* Raum erfaßt. Alle bisherigen Versuche mit Hilfe spezieller Techniken (beispielsweise im Pharynx lokalisierte Prüfköpfe u. a.), die Strukturen der hinteren Schädelgrube zu erfassen, haben bis jetzt keine befriedigenden Ergebnisse erbracht. Die diagnostische Aussage der Echoenzephalographie erstreckt sich deshalb in erster Linie auf den supratentoriel-

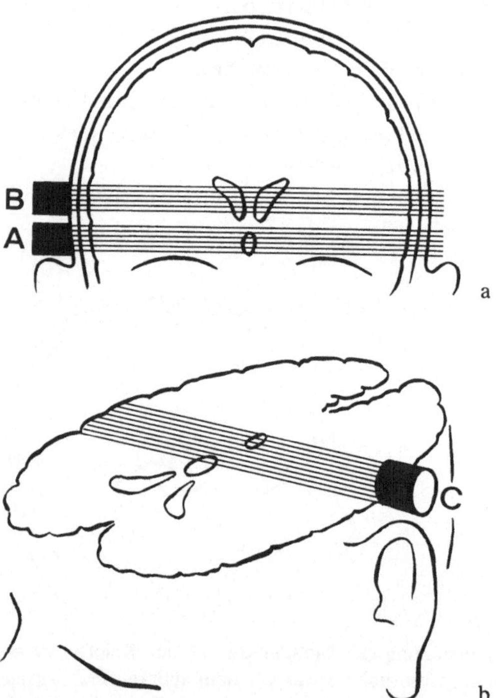

Abb. 11 a u. b. Reflektierende intrakranielle Strukturen in Abhängigkeit von der Lage der Meßpunkte. A = III. Ventrikel, B = Septum pellucidum bzw. weiter kranial Falx und Interhemisphärenspalt, C = Epiphyse

len Raum und nur *indirekt* anhand der Weite des III. Ventrikels auf die hintere Schädelgrube (s. **Abb. 14**).

Nach der Feststellung des theoretischen Mittelechos erfolgt die Beschallung *grundsätzlich* zunächst von links nach rechts, wobei je nach verwendetem Gerät eine entsprechende Kippung der Nullinie durch einen Schalter erforderlich sein kann. Bei der nachfolgenden Beschallung von rechts nach links ist darauf zu achten, einen möglichst *symmetrischen* Ableitungspunkt zu wählen, um Verzerrungen zu vermeiden. Als Kontrolle kann die identische Endreflexion bei Beschallung von beiden Seiten zur Hilfe genommen werden.

Zur Verbesserung der Kurven können die bereits erwähnten verschiedenen Regelelemente zur Hilfe genommen werden. Die echoenzephalographische Untersuchung sollte grundsätzlich nur von einem Arzt vorgenommen werden. Die durchschnittliche Untersuchungsdauer beläuft sich im Normalfall einschließlich photographischer Dokumentation auf 5–10 min, bei schwierigen Reflexionsverhältnissen und bei Vorliegen pathologischer Befunde, die durch Kontrolle abzusichern sind, kann sich diese Zeitdauer entsprechend verlängern.

6. Normales Echoenzephalogramm

Auf der Basis der genannten physikalischen und anatomischen Voraussetzungen unterscheidet man beim Echoenzephalogramm das *Initial-*, das *End-* und das für die diagnostische Beurteilung ausschlaggebende *Mittelecho* (**Abb. 12**). Außerdem können je nach der gewählten Horizontalebene physiologische *Nebenechos* auftreten, deren Kenntnis zum Vermeiden von Fehlinterpretationen unerläßlich ist (s. S. 29).

6.1. Initialecho

Das *Initialecho* entsteht durch einen Überlagerungseffekt des Sendeimpulses. Dieser wird durch multiple Reflektionen hervorgerufen,

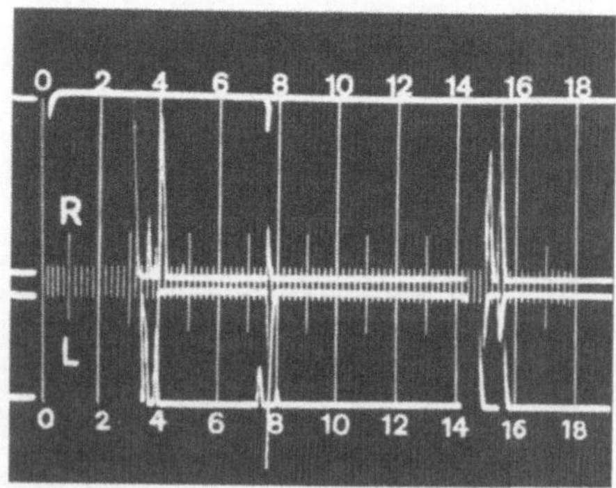

Abb. 12. Normales Echoenzephalogramm (photographische Registrierung von 4 Abszissen). I = Initialecho-Komplex; M = Mittelecho; E = Endecho-Komplex; TM = theoretisches Mittelecho; 3.V = III. Ventrikel

die unmittelbar unter dem Schallkopf an der Kopfhaut, der Muskelfaszie und dem Schädelknochen entstehen. Die *Breite* des Initialecho-Komplexes ist von der Dicke bzw. Beschaffenheit der Kopfwand und von der Stärke des verwendeten Sendeimpulses abhängig.

6.2. Endecho

Auf der dem Schallkopf gegenüberliegenden Schädelseite entsteht ein Echokomplex, der als *Endecho* bezeichnet wird. Das Endecho im engeren Sinne ist auf Reflexionen an der Dura mater zurückzuführen, seine Form wird hauptsächlich durch die Konfiguration der Dura und der Tabula interna bestimmt.

Eine eindeutige Differenzierung der übrigen, meist auf breiter Basis zusammenhängenden Komponenten des Endecho-Komplexes ist nicht möglich, für die diagnostische Beurteilung auch nicht von Belang. Es läßt sich aber durch Verschieben der dem Prüfkopf gegenüberliegenden Kopfhaut das sog. *Schädelaustrittsecho* unter Amplitudenschwankung auf dem Bildschirm ermitteln (DE VLIEGER, 1961). – Die Entfernung vom Duraecho zum Schädelaustrittsecho entspricht nahezu der tatsächlichen Kopfwanddicke, da die Duradicke selbst im temporalen Bereich durchschnittlich einen Wert von 0,4 mm nicht überschreitet und somit vernachlässigt werden kann (SCHIEFER, 1967).

Bei den Ableitungen von beiden Seiten müssen beide Endecho-Komplexe normalerweise an *gleicher* Stelle am Bildschirm erscheinen. Ist dies nicht der Fall, kommen unterschiedliche Ableitungspunkte bzw. Ultraschallrichtungen als Ursache dieser Differenz in Betracht. Diese Differenz kann durch entsprechende manuelle Korrekturen beseitigt werden.

Bei Schädelasymmetrien mit unterschiedlicher Kopfwanddicke oder auch bei posttraumatischen Kopfschwartenhämatomen läßt sich eine vorliegende Differenz durch Korrektur der Ableitepunkte dagegen nicht beseitigen. Die Kenntnis einer auf diese Weise bedingten Differenz der Endechos ist vor allem für die Beurteilung von Echogrammen bei Patienten mit Schädel-Hirn-Traumen von Bedeutung.

6.3. Mittelecho

Für die diagnostische Beurteilung eines Echoenzephalogrammes ist die Lage des *Mittelechos* von *entscheidender* und *ausschlaggebender* Bedeutung.

Beim normalen Echoenzephalogramm erscheinen die bei Beschallung von beiden Seiten erhaltenen Mittelechos *identisch* an gleicher Stelle auf dem Bildschirm; sie stimmen mit dem theoretischen Mittelecho überein.

Gegenüber der Wegstrecke »Initialkomplex-Mittelecho« verringert sich die Wegstrecke »Mittelecho-Endecho-Komplex« um den Betrag der Kopfwanddicke.

6.3.1. Herkunft des Mittelechos

Für die Herkunft des Mittelechos kommen die senkrecht auf der Schädelbasis stehenden und normalerweise exakt in der Mittellinie liegenden *Medianstrukturen* des Gehirns *insgesamt* in Betracht. Sie werden je nach Prüfkopfansatzpunkt durch das Corpus pineale, den III. Ventrikel, das Septum pellucidum, den Interhemisphärenspalt und die Falx cerebri gebildet. Entsprechend der Dichtendifferenz dieser Medianstrukturen im Vergleich zum übrigen Hirngewebe entsteht beim senkrechten Auftreffen des Schallstrahlbündels eine deutliche Reflexion.

6.3.2. Mittelecho-Formen

Je nach Auftreffwinkel und Lokalisation des Schallstrahles auf die Medianstrukturen des Gehirns kann die *Form* des Mittelechos variieren.

Während beim senkrechten Auftreffen auf die Wände des III. Ventrikels zwei Reflexionen entstehen, die eine indirekte Messung der Ventrikelweite in Zahlenwerten ermöglicht (**Abb. 13 d**), ergeben die Falx cerebri und die verkalkte Epiphyse (**Abb. 13 a**) ein besonders hohes und scharfes Mittelecho, wobei die verkalkte Epiphyse neben

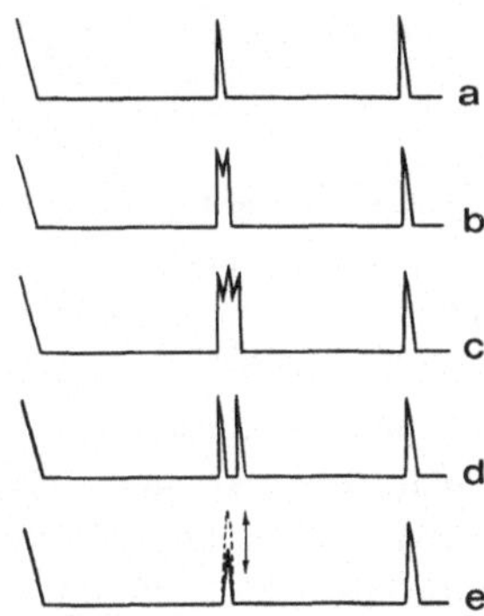

Abb. 13a–e. Verschiedene Mittelecho-Formen in Abhängigkeit von der vorwiegend reflektierenden Medianstruktur. **a** Falx, Interhemisphärenspalt, Epiphyse, **b** Interhemisphärenspalt, **c** Übergangszone Spetum pelluzidum – III. Ventrikel – Interhemisphärenspalt, **d** Seitenwände des III. Ventrikels, **e** pulsierendes Mittelecho

der hohen Reflexion durch eine breite Echo-Basis gekennzeichnet ist. Durch eine periodische Variation der Reflexbedingungen – hervorgerufen durch eine Lage-, Volumen- oder Formänderung der intrakraniellen Strukturen durch die Pulswelle – kommt es gelegentlich zu einer physiologischen, pulssynchronen *Pulsation* des Mittelechos (**Abb. 13e**). Rückschlüsse auf die intrakraniellen Druckverhältnisse sind hierdurch aber nicht möglich.

6.4. Physiologische bilaterale Nebenechos

Die physiologischen, in der Schallebene zwischen Schädelwand und Medianstrukturen gelegenen anatomischen Strukturen können – abhängig von der Schallstrahlrichtung – Reflexionen, sog. *Nebenechos*, ergeben. In Frage kommen hierfür insbesondere die Wände der Seitenventrikel, seltener auch der Inselkortex. I. allg. beschränkt sich die Registrierbarkeit von Seitenventrikelechos auf Kinder und Erwachsene mit einem relativ *dünnen* Schädelknochen, da bei stärkerer Knochenabsorption aufgrund des hohen Energieverlustes Reflexionen von den Seitenventrikeln in der Regel nicht zu erhalten sind.

Dennoch ist die Kenntnis dieser physiologischen Seitenventrikelechos zur Differenzierung von *pathologischen* Echos sehr wichtig. Bei den *Seitenventrikelechos* unterscheidet man zwischen Echos aus dem Cellamedia-Bereich und Reflexionen von den Wänden der Temporalhörner.

Daneben gelingt es gelegentlich auch vom Plexus choroideus der Seitenventrikel ein Echo zu erhalten, das besonders bei Verkalkungen in diesem Bereich hohe deutliche Reflexionen hervorrufen kann. Nicht selten können auch Nebenechos aus dem Bereich der Fissura Sylvii [Sulcus lateralis cerebri] und von den Subarachnoidalräumen auftreten, die häufig Pulsationen zeigen.

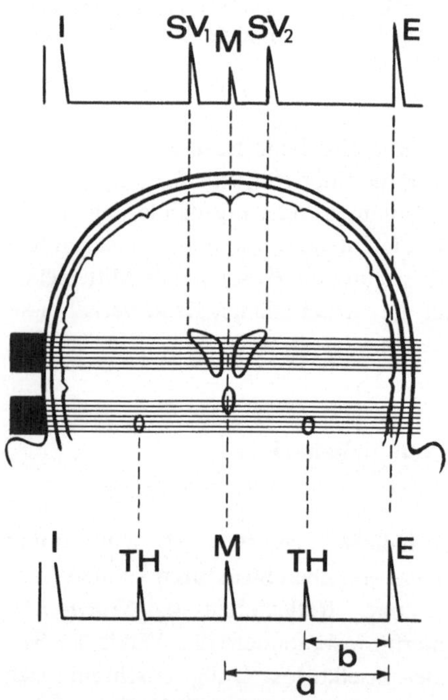

Abb. 14. Physiologische bilaterale Nebenechos und Hirnmantel-Index. I = Initialecho-Komplex; M = Mittelecho-Komplex; E = Endecho; SV_1 und SV_2 = Seitenventrikelwand; TH = Temporalhorn; a = Entfernung Mittelecho-Endecho; b = Entfernung Temporalhornecho-Endecho

Als Grundregel gilt, daß in Zweifelsfällen wegen der vielfältigen Täuschungsmöglichkeiten bei der *diagnostischen* Bewertung von Nebenechos Zurückhaltung geboten ist. Im übrigen können auch von einzelnen intrazerebralen Gefäßen bei der üblichen Beschallungstechnik gelegentlich pulsierende Nebenechos registriert werden, so vor allem von der A. cerebri media bzw. der sylvivschen Gefäßgruppe. Hieraus können aber *keine* diagnostischen Rückschlüsse auf die arterielle Durchblutung des Gehirns gezogen werden.

6.5. Hirnmantel-Index

Der echoenzephalographische *Hirnmantel-Index (HMI)*, wird nach KAZNER (1967) aus dem Quotienten der Strecke *Mittelecho-Endecho (a)* und der Strecke *Temporalhornecho-Endecho (b)* nach folgender Formel errechnet (**Abb. 14**):

$$HMI = \frac{\text{Mittelecho-Endecho (a)}}{\text{Temporalhornecho-Endecho (b)}}$$

Der Wert beträgt bei gesunden etwa 2–2,2. Darüber liegende Werte weisen auf eine pathologische Ventrikelerweiterung hin. Die Bestimmung des Hirnmantel-Index ist u. a. bei der Verlaufskontrolle des *kindlichen* Hydrozephalus von Bedeutung.

7. Pathologisches Echoenzephalogramm

7.1. Raumfordernde intrakranielle Prozesse

Grundsätzlich unterscheidet man beim pathologischen Echoenzephalogramm zwischen *indirekten* und *direkten* Zeichen eines raumfordernden intrakraniellen Prozesses (SCHIEFER, KAZNER 1967).

7.1.1. Indirekte Zeichen

Vor allem bei *supratentorieller* Lokalisation ist als indirektes Zeichen die Verlagerung des Mittelechos zu verstehen, bedingt durch eine Volumenzunahme der betreffenden Hemisphäre mit Massenverschiebung zur Gegenseite.

Diese Mittelecho-Verlagerung stellt den wichtigsten und ausschlaggebenden, pathologischen, echoenzephalographischen Befund dar, der *Ausgangspunkt* jeder diagnostischen Beurteilung ist (**Abb. 15**).

Es versteht sich, daß die Entfernung zwischen dem Initialecho-Komplex und dem Mittelecho auf der Seite des raumfordernden Prozesses immer *größer* ist als auf der Gegenseite.

Eine Mittelecho-Verlagerung ist gegeben, wenn sich bei Messung von links und rechts eine *Differenz* von mindestens 4 mm zwischen beiden Mittelechos ergibt. Hierbei ist aber zu berücksichtigen, daß das *tatsächliche* Ausmaß der Verlagerung der medianen Hirnstrukturen nur dem jeweiligen Abstand des Mittelechos von der theoretischen Mittellinie entspricht, also der *Hälfte* der Differenz beider Mittelechos, d. h. 2,0 mm.

Abweichungen des Mittelechos von der theoretischen Mittellinie zwischen 2 und 3 mm sind bereits hochgradig verdächtig auf einen

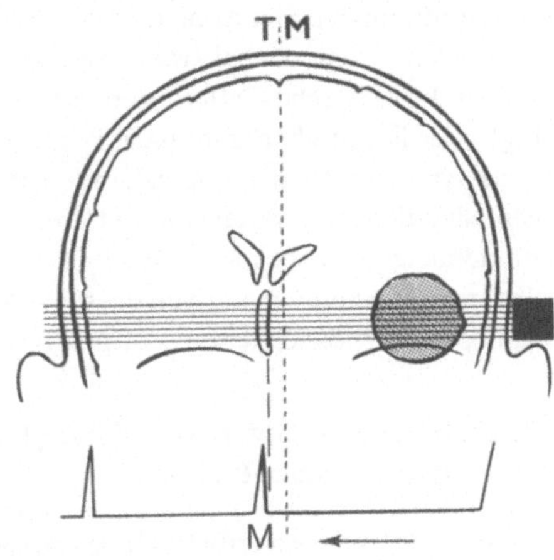

Abb. 15. Schematische Darstellung der entstehenden Mittelecho-Verlagerung bei raumfordernden intrakraniellen Prozeß. TM = theoretisches Mittelecho; M = Mittelecho (indirektes Zeichen eines raumfordernden intrakraniellen Prozesses)

raumfordernden intrakraniellen Prozeß, während eine Differenz von 3 mm in der Regel einem pathologischen Befund entspricht.

Bei der *Beurteilung* von Mittelecho-Differenzen ist zu berücksichtigen, daß diese in ihren Ausmaßen von verschiedenen Faktoren abhängig sind, so von der *Lokalisation* eines raumfordernden intrakraniellen Prozesses, von seiner *morphologischen* Beschaffenheit, vom *Zeitfaktor* und vom begleitenden *Hirnödem.* Zusätzlich ist die *Druckrichtung* des raumfordernden Prozesses für die durch das Echoenzephalogramm erfaßbare Massenverschiebung von Bedeutung.

Hieraus wird ersichtlich, daß insbesondere bei Grenzwerten nicht aufgrund eines *einmalig* erhobenen Befundes voreilige diagnostische Rückschlüsse gezogen werden dürfen.

7.1.1.1. Mittelecho-Differenz und Lokalisation des raumfordernden intrakraniellen Prozesses

Supratentoriell gelegene, einseitige raumfordernde Prozesse rufen die *deutlichsten* Mittelecho-Differenzen bei Lokalisation im Temporalhirn hervor, gefolgt von frontalen, okzipitalen und parietalen

Raumforderungen. Bei axialen Massenverschiebungen in den infratentoriellen Raum, die bei kranio-kaudalen Prozessen auftreten können, sind Mittelecho-Differenzen erwartungsgemäß *gering* ausgeprägt oder liegen überhaupt nicht vor. Bei doppelseitigen und annähernd symmetrischen raumfordernden Prozessen werden ebenfalls *keine* signifikanten Mittelecho-Differenzen zu erwarten sein, doch sind derartige Fälle bekanntlich selten. Im Fall doppelseitiger Subduralhaematome kann im übrigen die sog. »*Schrägbeschallung*« weitere diagnostische Möglichkeiten eröffnen (s. S. 45).

7.1.1.2. Mittelecho-Differenz und Morphologie raumfordernder intrakranieller Prozesse

Maligne und akut sich entwickelnde raumfordernde Prozesse führen i. allg. rasch zu einer deutlichen Mittelecho-Differenz, wobei das begleitende *Hirnödem* und die *Zirkulationsstörung* eine wesentliche Rolle spielen. Prozesse langsamer Entwicklung, besonders wenn sie medial, okzipital oder parietal gelegen sind, gehen demgegenüber häufig nur mit einer geringen Mittelecho-Differenz einher, die in vielen Fällen auch fehlen oder nicht konstant nachzuweisen sein kann.

7.1.1.3. Mittelecho-Differenz und Lebensalter

Hinsichtlich der Verhältnisse im Kindesalter und im höheren Lebensalter ist ein Unterschied von Bedeutung: Während im Kindesalter eine stärkere *Ödemneigung* besteht, die teilweise aber durch die größere Nachgiebigkeit der Schädelkalotte wieder ausgeglichen werden kann, ist die Ödemneigung im höheren Lebensalter bekanntlich geringer. Daher ist beim älteren Menschen vergleichsweise eine geringere Massenverschiebung bei Vorliegen eines einseitigen raumfordernden Prozesses zu erwarten.

7.1.1.4. Mittelecho und intrakranielle Drucksteigerung

Das Vorliegen einer intrakraniellen *Drucksteigerung ohne* Massenverschiebung kann echoenzephalographisch selbstverständlich nicht direkt nachgewiesen werden. Bei allen expansiven intrakraniellen

34

Prozessen aber, die zu einem Hydrocephalus occlusus führen und somit vor allem bei raumfordernden Prozessen *unterhalb* des Tentoriums, ist dies durch eine pathologische Erweiterung des III. Ventrikels im Echoenzephalogramm unter Berücksichtigung von Anamnese und klinischem Befund *indirekt* nachzuweisen.

7.1.2. Direkte Zeichen

Der *direkte* echoenzephalographische Nachweis eines raumfordernden intrakraniellen Prozesses setzt eine neuentstandene, pathologische Grenzfläche voraus, die der Schallstrahl möglichst senkrecht treffen muß, um ein erkennbares Echo auf dem Bildschirm zu erzeugen.

Praktische Bedeutung kommt nur dem direkten Nachweis von *epiduralen Hämatomen* zu, wobei hier nicht selten eine spezielle Untersuchungstechnik im Sinne der sog. *Schrägbeschallung* zu Hilfe genommen werden muß (s. S. 45).

Glioblastome und Menigeome, die zu Nekrosen bzw. Verkalkungen neigen, können ebenso wie Zysten, Abszesse und intrazerebrale Blutungen abnorme Echoreflexionen hervorrufen. Vom Nachweis solcher Reflexionen – neben dem Befund der Massenverschiebung – eine *Artdiagnose* des raumfordernden intrakraniellen Prozesses ableiten zu wollen, ist aber selbstverständlich nicht möglich.

7.2. Erweiterung der Hirnkammern

7.2.1. Mittelecho bei erweitertem III. Ventrikel

Echoenzephalographisch ist eine einfache und *jederzeit reproduzierbare* Beurteilung der Weite des III. Ventrikels möglich.

Während bei hirnatrophischen Prozessen ein erweiterter Ventrikel in der Regel streng *median* lokalisiert ist, kann in seltenen Fällen bei infratentoriellen raumfordernden Prozessen mit Verschluß-Hydrozephalus gleichzeitig auch eine geringe *Seitenverlagerung* des erweiterten III. Ventrikels vorliegen.

7.2.2. Seitenventrikelechos bei Ventrikelerweiterung

Bei einer Erweiterung des Ventrikelsystems kommt es grundsätzlich
zu einer Vergrößerung der reflektierenden Grenzflächen. Nach Art
eines Konkavspiegels resultieren hieraus günstigere Voraussetzungen für Echoreflexionen. Allerdings ist zur Darstellung meist eine

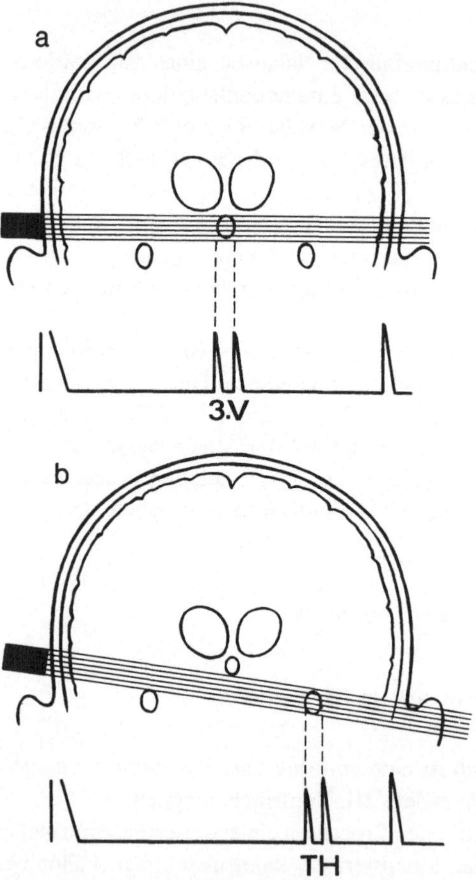

Abb. 16a u. b. Darstellung des III. Ventrikels = 3.V (**a**) und des Temporalhorns = TH nach leichter Neigung des Schallkopfes nach unten bei Ventrikelerweiterung (**b**)

36

leichte Neigung des Schallkopfes nach *unten* erforderlich (**Abb. 16a u. b**). Zusätzlich kann durch Bestimmen des *Hirnmantel-Index* eine Erweiterung des Ventrikelsystems diagnostiziert werden, auch wenn sich die Weite des III. Ventrikels nicht eindeutig bestimmen läßt, z. B. bei den Mittellinientumoren.

7.3. Täuschungsmöglichkeiten beim Echoenzephalogramm

Wie bei jedem technischen Untersuchungsverfahren ist auch bei der Echoenzephalographie eine Reihe von Täuschungsmöglichkeiten durch technische Fehler gegeben, die zu Fehlinterpretationen führen können. Hiervon zu unterscheiden sind die diagnostischen *Fehlbeurteilungen,* die dann entstehen können, wenn die Grenzen der Methode nicht beachtet werden.

Daß die Durchführung und die Auswertung einer echoenzephalographischen Untersuchung ausreichende technische, physikalische und topographisch-anatomische Kenntnisse voraussetzt, wurde schon gesagt. Nicht zuletzt muß aber noch einmal darauf hingewiesen werden, daß die Echoenzephalographie wie andere technische Untersuchungsverfahren immer nur ein *Hilfsmittel* darstellt, daß erst in Verbindung mit Anamnese und klinischer Untersuchung einen Aussagewert besitzt.

7.3.1. Schwierigkeiten beim Auffinden des Mittelechos

Neben den Komplexen des Initial-, Mittel- und Endechos treten bei echoenzephalographischen Untersuchungen häufig eine Vielzahl nach Form und Amplitude unterschiedlicher Nebenechos auf, die eine exakte Beurteilung sehr erschweren können.

Zunächst muß daher der Versuch unternommen werden, mit Hilfe der erwähnten Regelelemente diese sog. *»Störechos«* zu eliminieren.

Bei Patienten im höheren Lebensalter können durch eine auf die Temporalschuppe übergreifende Pneumatisation des Felsenbeins derartig ungünstige Reflexionsbedingungen für den Ultraschall entstehen, so daß eine Registrierung des Mittelechos erschwert, in eini-

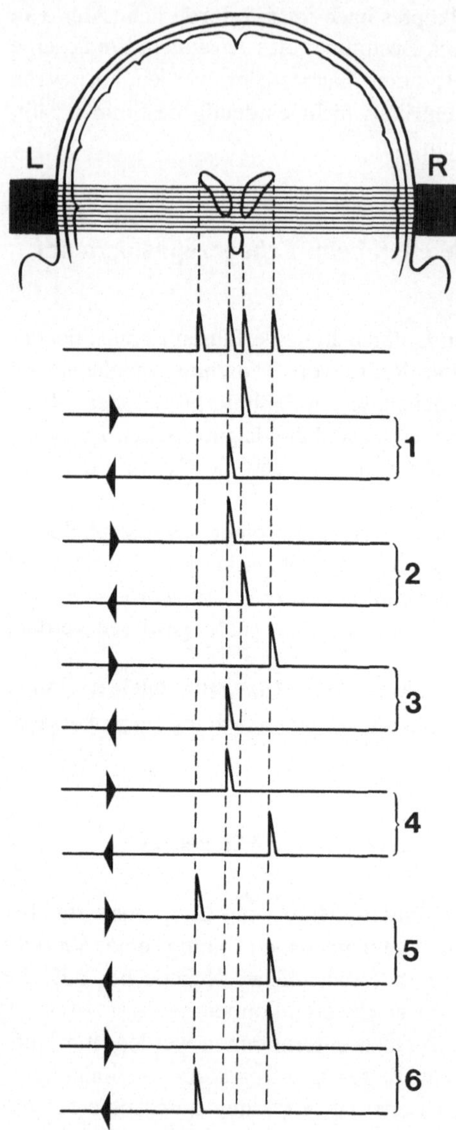

Abb. 17. Schematische Darstellung scheinbarer Mittelecho-Differenzen bei ungenauer Ableitungstechnik

38

gen Prozent praktisch unmöglich wird. Hier kann die Zuhilfenahme eines Schallkopfes mit einer Frequenz von 1 MHz diese ungünstigen Bedingungen ggf. ausgleichen.

Um besonders in Notfällen posttraumatischer Komplikationen eine rasche und zuverlässige echoenzephalographische Aussage geben zu können, ist es zweckmäßig, sich an einer genügenden Anzahl *normaler* Versuchspersonen verschiedenen Alters ausreichende persönliche Erfahrung anzueignen. Erst hierdurch wird jene Sicherheit vermittelt, die bei Auftreten technisch und anatomisch bedingter Schwierigkeiten Fehlinterpretationen vermeiden hilft.

7.3.2. Scheinbare Mittelecho-Differenzen

Wie erwähnt, beginnt jede echoenzephalographische Untersuchung mit dem Bestimmen der theoretischen Mittellinie. Hierbei sollte immer dem Durchschallungsverfahren der Vorzug gegeben werden. Eine hohe Amplitude oder eine bestimmte Form eines »Mittelechos« allein sind in *keinem* Fall ein zuverlässiges Kriterium für das Auffinden und Bestimmen.

Am häufigsten werden scheinbare Mittelecho-Differenzen erzeugt, wenn die Beschallung von beiden Seiten jeweils dieselbe Wand des III. Ventrikels erfaßt oder wenn der III. Ventrikel und der Seitenventrikel bzw. das Temporalhorn jeweils nur von einer Seite dargestellt werden (**Abb. 17**).

Eine nicht exakte Übereinanderprojektion beider Endechos, das Vorliegen von Schädelasymmetrien, Knochenverdickungen oder extrakranielle Weichteilverdickungen können gleichfalls einen pathologischen Befund vortäuschen. Durch einen von vornherein in der Reihenfolge festgelegten Untersuchungsablauf ist auch auszuschließen, daß durch eine Seitenverwechslung Fehldiagnosen unterlaufen.

Als *Grundregel* kann gelten, daß bei fraglichen Mittelecho-Differenzen versucht werden muß, eine zuverlässige Darstellung des Ventrikelsystems, insbesondere der Weite des III. Ventrikels, zu erreichen und die Mittelecho-Endechostrecke zu messen.

8. Schädigungsmöglichkeiten durch Ultraschall

Das biologische Gewebe kann thermischen, chemischen und mechanischen Schädigungsmöglichkeiten durch Ultraschall unterliegen. Experimentelle Untersuchungen haben jedoch gezeigt, daß bei der i. allg. bei Ultraschalltherapiegeräten auftretenden maximalen Energie von 3 Wsec^{-2} *keine* Gewebsschädigungen nachweisbar sind.
Da die beim Echoimpuls-Verfahren ausgesendete Energie maximal zwischen 1–5 mWsec^{-2} liegt, kann selbst bei der geringeren Ultraschallabsorption durch den kindlichen Schädel keine Schädigung auftreten, wobei die Untersuchungsdauer keine Rolle spielt, da Summationseffekte ausgeschlossen sind.

9. Echoenzephalographische Diagnostik

Bei jeder Hirnfunktionsstörung ist grundsätzlich ein raumfordernder intrakranieller Prozeß auszuschließen. Je nach klinischer Situation sind ggf. rasche Entscheidungen zu treffen. Dies gilt besonders für die Notfallsituation einer akut auftretenden, posttraumatischen Hirndrucksteigerung, vorwiegend infolge eines epiduralen oder subduralen Hämatoms. Besonders schwierig ist die Beurteilung von Schädel-Hirn-Traumen mit raumfordernden Komplikationen bei Bewußtlosen, da in solchen Fällen die evtl. erforderliche operative Therapie von einer raschen und zuverlässigen Seitenlokalisation abhängt. Die Computertomographie hat in dieser wie in Hinsicht auf andere zerebrale Prozesse zwar einen entscheidenden diagnostischen Fortschritt gebracht, doch steht diese Methode nicht überall zur Verfügung. Die Echoenzephalographie stellt daher in diesen Fällen weiterhin das erste Mittel der Wahl dar, wenn es gilt, eine posttraumatische oder anders bedingte intrakranielle Massenverschiebung festzustellen oder auszuschließen. Hierdurch ist es vor allem nach wie vor möglich, den richtigen Zeitpunkt für eine angiographische Untersuchung festzulegen oder ggf. eine Nottrepanation bei posttraumatischer Blutungskomplikation durchzuführen.

Bei vieldeutigen zerebralen Allgemeinsymptomen wie Kopfschmerzen, Schwindel und Bewußtseinsstörungen bietet die Echoenzephalographie auch im Zeitalter der Computertomographie als primäre *Suchmethode* die Möglichkeit, eine intrakranielle Massenverschiebung auf einfache und rasch durchführbare Weise auszuschließen oder unwahrscheinlich zu machen. Diese Möglichkeiten der Echoenzephalographie lassen sich besonders gut am Beispiel des Altersglioms beleuchten, das in seinen Anfangssymptomen intermittierende zerebrovaskuläre Zirkulationsstörungen bei Vorliegen eines Hypertonus oder eines Diabetes mellitus vortäuschen kann.

Wie bereits hervorgehoben, ist es zweckmäßig, bei jeder echoenzephalographischen Untersuchung nach einem festgelegten Schema vorzugehen. Besonderer Wert ist auch auf eine einwandfreie photographische Registrierung zu legen, da nur anhand einer derartigen Dokumentation stichhaltige Vergleiche mit späteren Kontrolluntersuchungen möglich sind.

9.1. Chirurgisch-neurochirurgische Notfälle

9.1.1. Posttraumatische intrakranielle Blutungen

Die Entstehung intrakranieller Blutungen als Folge von Schädel-Hirn-Traumen ist schon seit dem Altertum bekannt. Nach den Berichten des arabischen Arztes Rhazes um 900 n. Chr. scheint man schon zu dieser Zeit von der Möglichkeit einer Entfernung intrakranieller Hämatome durch eine Trepanation gewußt zu haben.
Heute stellt die *akut* auftretende poattraumatische Hirndrucksteigerung, vor allem durch epidurale- oder subdurale Hämatome verursacht, trotz fortgeschrittener Diagnostik und moderner operativer Verfahren eine gefürchtete Komplikation beim Schädel-Hirn-Trauma dar. Meistens beginnt eine posttraumatische Blutung zum Zeitpunkt des Traumas durch Zerreißen einer größeren oder einer kleineren Arterie oder Vene, wobei je nach Stärke der resultierenden Blutung die Größenzunahme der Hämatome außerordentlich differieren kann. Aus diesem Grunde ist der Zeitpunkt, an dem ein Hämatom zu klinischen Symptomen führt, sehr verschieden. Die Zeitpsanne reicht hier von Minuten über Stunden bis zu Tagen, wobei aber ca. 15% innerhalb der ersten Stunde zu klinisch manifesten Symptomen führen. Die klassischen Hämatomsymptome in Form von homolateraler Pupillenerweiterung, kontralateraler Parese und sekundärer Bewußtseinsstörung, also mit Vorliegen eines freien bzw. luciden Intervalls, sind unzuverlässig, was den rechtzeitigen Nachweis und die exakte Lokalisation eines posttraumatischen Hämatoms betrifft. Gerade die *frühzeitige* Seitenlokalisation aber ist für eine erfolgreiche und lebensrettende operative Therapie ausschlaggebend. Da Computertomographie und angiographische Untersuchun-

gen an speziell dafür eingerichteten Kliniken gebunden sind, stellt der Einsatz der Echoenzephalographie zur frühzeitigen Erkennung einer derartigen posttraumatischen Komplikation überall dort, wo keine derartigen Untersuchungsmöglichkeiten bestehen, das *entscheidende* Untersuchungsverfahren dar, das eine rasche Diagnose und gezielte Therapie ermöglicht.

Vor allem bei Verkehrsunfällen unter Alkoholeinfluß können für den verantwortlichen Arzt große differential-diagnostische Schwierigkeiten bei der Abgrenzung »Trunkenheit – Schädel-Hirn-Traumafolge« entstehen. Folgenschwere Verwechslungen kommen dabei immer wieder vor. Die Echoenzephalographie als primäre Suchmethode sollte hier immer herangezogen werden, um die Entwicklung einer posttraumatischen Komplikation gerade in diesen schwierig zu beurteilenden Fällen rechtzeitig zu erkennen.

9.1.1.1. Epidurale Hämatome

Die häufigste Ursache einer epiduralen Blutung ist eine Verletzung der A. meningea media bzw. einer ihrer Äste. Meistens kommt eine derartige Verletzung durch eine Fraktur zustande, die den Verlauf dieser Arterie im Bereich der Schläfenbeinschuppe kreuzt. Deshalb sind *temporal* lokalisierte epidurale Hämatome am häufigsten, während dem gegenüber frontale, okzipitale und vor allem auch infratentoriell gelegene epidurale Hämatome relativ selten zu verzeichnen sind. Ähnlich selten sind auch epidurale Blutergüsse, die aus einem verletzten Sinus durae matris oder aus einer Diploevene stammen. Auch Fälle epiduraler Hämatome *ohne* Nachweis einer Schädelfraktur sind bekannt geworden, vor allem bei Kindern.

Beginn, Entwicklung und Verlauf der klinischen Erscheinungen werden von der Art der Gefäßschädigung, der dadurch hervorgerufenen Intensität der Blutung und durch das begleitende Hirnödem bestimmt. Je früher eine verläßliche Seitenlokalisation die operative Entlastung ermöglicht, desto größer ist die Überlebenschance für den Verletzten. Richtungsweisende klinische Symptome treten häufig erst im Stadium der fortgeschrittenen Hirndruckentwicklung auf, zu einem Zeitpunkt, zu dem der Erfolg einer Trepanation meist schon in Frage gestellt ist. Auch Übersichtsaufnahmen des Schädels, auf denen eine Frakturlinie den Kanal der A. meningea media bzw. ihre

Äste kreuzt, sind für eine Seitendiagnose nicht beweisend, da das Hämatom auch auf der Gegenseite liegen kann.

Aus den genannten Gründen sind wiederholte echoenzephalographische Untersuchungen bei Unfallverletzten mit Schädeltrauma bzw. Schädel-Hirn-Beteiligung unerläßlich, um frühzeitig die Entwicklung einer Mittelecho-Differenz über 2 mm hinaus zu erkennen und damit weitere diagnostische, ggf. sofortige therapeutische Maßnahmen einzuleiten.

Ein *einmaliges negatives* Ergebnis einer Echountersuchung bei einem Patienten nach einem Schädel-Hirn-Trauma reicht für eine verbindliche diagnostische Aussage keinesfalls aus. Gerade während der kritischen ersten Stunden nach einem Unfall kann durch die beliebig oft zu wiederholende echoenzephalographische Untersuchung der Verlauf genau beobachtet werden und anhand der Befunde eine intrakranielle Massenverschiebung noch vor dem Auftreten klinischer Symptome festgestellt werden.

Untersuchungstechnik. Gerade beim epiduralen Hämatom sind die Verletzten oft unruhig, so daß die technische Durchführung der

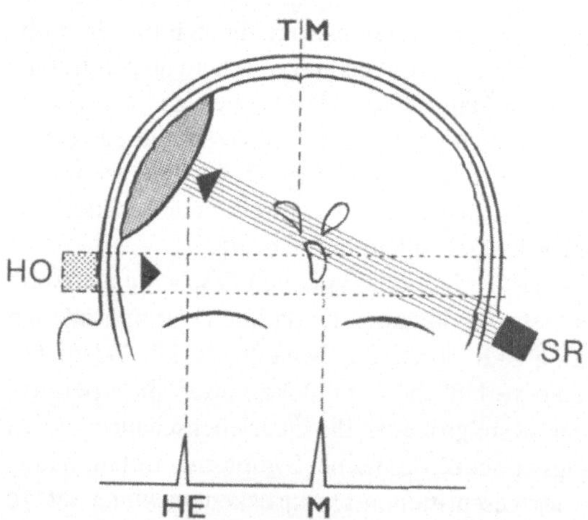

Abb. 18. Technik der Schrägbeschallung bei parietalen, epi- und subduralen Blutungen. Bei Horizontalbeschallung (HO) Mittelecho-Verlagerung (M), Hämatomnachweis (HE) aber erst bei Schrägbeschallung (SR)

echoenzephalographischen Untersuchung Schwierigkeiten bereiten kann.

Wie schon hervorgehoben, beginnt die echoenzephalographische Untersuchung mit dem Feststellen der *theoretischen Mittellinie*, am besten anhand der bitemporalen Horizontalbeschallung (Seite 20).

Um Fehldeutungen zu vermeiden, sollte immer die Weite des III. Ventrikels bestimmt werden. Läßt sich auch hierbei *keine* Mittelechoverlagerung nachweisen, so folgt in jedem Fall die hochtemporoparietale *Schrägbeschallung* (**Abb. 18**).

Selbst durch diesen Untersuchungsablauf ist nicht ausgeschlossen, daß in seltenen Fällen symmetrischer bitemporaler Hämatome mit geringer oder fehlender Verlagerung der Medianstrukturen die echoenzephalographische Untersuchung negativ ausfällt.

Mittelecho-Differenz. Topographische Lokalisation, Intensität der Blutung und das begleitende Hirnödem bestimmen die im Echoenzephalogramm zu registrierende Mittelecho-Verlagerung beim epiduralen Hämatom.

Die *temporal* lokalisierten epiduralen Hämatome, die etwa $^2/_3$ aller posttraumatischen intrakraniellen Blutungen ausmachen, zeigen naturgemäß die *deutlichsten* Mittelecho-Verlagerungen. Im Mittel entstehen Verschiebungen von 8–9 mm. Diese Hämatome sind echoenzephalographisch ab 15 ml nachweisbar, wie OBERSCHULTE et al. (1967) experimentell zeigen konnte. Je weiter parietotemporal bzw. frontal und okzipital die Blutung liegt, um so geringer ist ihre Einwirkung auf die Medianstrukturen und um so geringer die Mittelecho-Differenz. Ähnliches gilt für die seltenen Kleinhirnhämatome und die bereits erwähnten Fälle symmetrischer Blutungen. Speziell für diesen Fall muß aber hervorgehoben werden, daß der *direkte* Nachweis von Blutungen anhand einwandfrei darstellbarer Hämatomechos – auch durch die erwähnte Schrägbeschallung – nur in etwa 60–70% der Fälle möglich ist.

Hämatomecho. Die vorgewölbte und gespannte Dura, die bei der epiduralen Blutung von der Schädelkalotte abgetrennt ist, stellt sich im Schädelinneren für die Echoenzephalographie als eine neue und pathologische Grenzfläche dar.

Wie bereits erwähnt, ist für den echoenzephalographischen Nachweis einer derartigen Grenzfläche der jeweilige Auftreffwinkel des Schallstrahles entscheidend (s. S. 9). Naturgemäß läßt sich ein derartiges

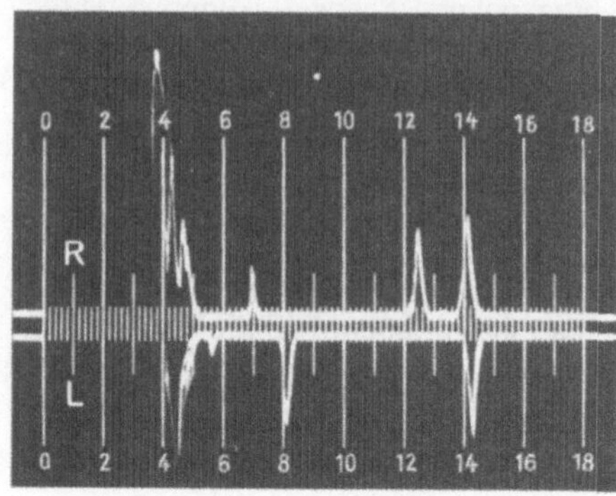

Abb. 19. Linksseitiges epidurales temporales Hämatom. H = Hämatomecho

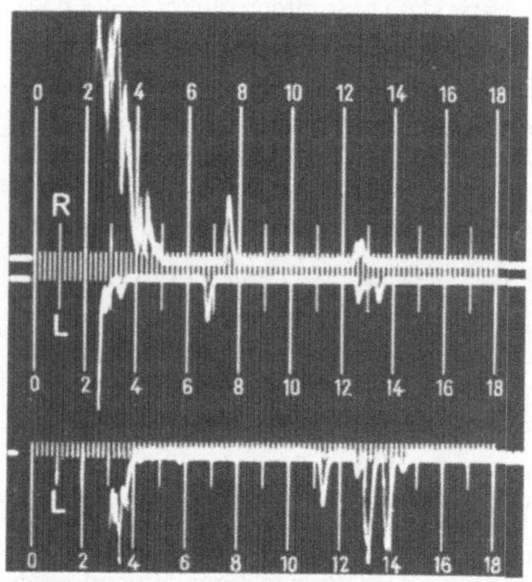

Abb. 20. Rechtsseitiges parietales epidurales Hämatom, Erhalt des Hämatomechos erst nach Schrägbeschallung von links (H)

Hämatomecho bei einem *temporal* lokalisierten epiduralen Hämatom in der Regel schon bei der Horizontalbeschallung nachweisen, da der Auftreffwinkel nahe bei 90 Grad liegt. Ein derartiges Echo ist meist deutlich ausgeprägt und erreicht bzw. übertrifft in der Amplitude sogar die Höhe des Endechos (**Abb. 19**).

In Fällen temporo-parietaler oder frontaler Blutungen kann ein *direkter* Nachweis von Hämatomechos nur mit Hilfe der *Schrägbeschallung* gelingen (**Abb. 20**). Der Spielraum für ein diagnostisch verwertbares Hämatomecho ist hierbei allerdings relativ klein, da die untere Grenze des Auftreffwinkels bei 85 Grad liegt.

Täuschungsmöglichkeiten. Die Täuschungsmöglichkeiten bei der echoenzephalographischen Erfassung epiduraler Hämatome sind bei exakter Untersuchungstechnik gering. Wird bei Beschallung von beiden Seiten jeweils nur ein und dieselbe Wand des III. Ventrikels erfaßt, so kann hierdurch eine Mittelecho-Differenz vorgetäuscht werden. Dies ist aber bei präziser Bestimmung des theoretischen Mittelechos und ggf. durch Darstellung des III. Ventrikels zu vermeiden. Scheinbar pathologische Hämatomechos können von Impressionsfrakturen im Bereich der Temporo-Parietalregion herrühren, bei denen das imprimierte Knochenstück senkrecht vom Schallstrahl getroffen wird. Hierbei kommt es aber nicht zu einer *Zunahme* der Mittelecho-Differenz, die neben dem direkten Hämatomnachweis für ein epidurales Hämatom kennzeichnend ist. Eine Verwechslung von Hämatomechos mit der Außenwand des Temporalhorns oder Verkalkungen des Plexus choroideus ist ebenfalls durch eine exakte echoenzephalographische Bestimmung der Lage und Weite des Ventrikelsystems zu vermeiden.

9.1.1.2. Subdurale Hämatome

Unter den posttraumatischen intrakraniellen Blutungen stehen die *subduralen* Hämatome an der Spitze, ihr Verhältnis zu den epiduralen Hämatomen beträgt etwa 3 : 1. Die Unterteilung der subduralen Hämatome in akute, subakute und chronische Verlaufsformen richtet sich nach dem Zeitintervall zwischen Schädel-Hirn-Trauma und dem Auftreten klinisch-neurologischer Symptome. Nach LOEW et al. (1960) sind unter einem *akuten* subduralen Hämatom jene Blutungen zu verstehen, die bereits in den ersten 48 Std. nach dem Trauma raumfordernden Charakter zeigen. Das *subakute* Stadium schließt den 3.–14. Tag ein, als *chronisch* subdurale Blutungen sind jene nach dem 14. Tag, bezogen auf das Unfallereignis, anzusprechen.

9.1.1.2.1. Akutes subdurales Hämatom. Das *akute* subdurale Hämatom entsteht meistens durch Verletzung eines Hirngefäßes und durch Ruptur der Arachnoidea; in der Regel liegt eine Hirnschädigung beträchtlichen Ausmaßes mit ausgeprägter klinischer Initialsymptomatik vor. Eine Ausnahme stellen jene subduralen Hämatome dar, die bei relativ geringer Gewalteinwirkung unter gerinnungshemmender Therapie wie auch bei der Wernicke-Enzephalopathie entstehen können. Beim akuten subduralen Hämatom steht wie beim Epiduralhämatom die Gefahr der Mittelhirneinklemmung im Vordergrund, die eine rasche operative Entlastung erforderlich macht. Die Patienten sind in der Regel primär bzw. anhaltend bewußtlos. Auch hier dient die Echoenzephalographie als *primäre Suchmethode,* um eine intrakranielle Massenverschiebung noch *vor* dem Auftreten klinischer Symptome zu erkennen. Steht die Computertomographie zur Verfügung, so kann durch die Echoenzephalographie der günstigste Zeitpunkt dieser Untersuchung bestimmt werden.

Untersuchungstechnik. Die echoenzephalographische Untersuchungstechnik beim *akuten* subduralen Hämatom entspricht der beim epiduralen Hämatom (s. S. 44). Nach Ermittlung der theoretischen Mittellinie beginnt man mit der bitemporalen Horizontalbeschallung, wobei gleichfalls eine Darstellung des III. Ventrikels anzustreben ist. Da die Mehrzahl der akuten subduralen Hämatome über den lateralen Außenflächen des Gehirns gelegen ist, gelingt eine diagnostische Beurteilung in der Regel bereits bei dieser Untersuchung. Anschließend wird in jedem Fall die Schrägbeschallung durchgeführt (s. **Abb. 18**).
Prinzipiell gilt wie beim epiduralen Hämatom die Grundregel, daß ein *einmaliges* negatives Ergebnis für eine verbindliche diagnostische Aussage keinesfalls ausreicht.

Mittelecho-Differenz. Die zu registrierenden Mittelecho-Verlagerungen beim akuten subduralen Hämatom sind wie beim epiduralen Hämatom in ihrem Ausmaß vor allem von der Größe der Blutung und vom begleitenden *Hirnödem* abhängig, weniger von der Lokalisation. Obwohl sich die akuten subduralen Blutungen als Folge ausgedehnter Hirnkontusionen meist flächenhaft über die ganze Hemisphäre ausbreiten, entspricht die raumverdrängende Wirkung auf die medianen Hirnstrukturen zusammen mit dem Hirnödem praktisch der bei epiduralen Hämatomen.

48

Hämatomecho. Beim akuten subduralen Hämatom ist infolge der mehr oder weniger ausgedehnten Hirngewebszertrümmerung eine markante *akustische Grenzfläche,* nicht so deutlich ausgeprägt wie sie beim epiduralen Hämatom durch die vorgewölbte Dura in der Regel gegeben ist. Demzufolge ist die Amplitude eines Hämatomechos beim akuten subduralen Hämatom durchschnittlich 50–70% geringer als die bei epiduralen Hämatomen, der Nachweis gelingt nur in einem Auftreffwinkel des Schallstrahles auf die Hämatomgrenzfläche zwischen 85 und 90 Grad.

Der *direkte* Nachweis eines Hämatomechos ist nur erforderlich, falls Computertomographie oder zerebrale Angiographie nicht zur Verfügung stehen. Der positive Nachweis einer Massenverschiebung von 7 mm und mehr rechtfertigt auch ohne Nachweis eines Hämatomechos in einem derartigen Fall eine Nottrepanation (**Abb. 21**), falls der klinische Verlauf den Transport über eine längere Strecke als zu hohes Risiko erscheinen läßt.

Täuschungsmöglichkeiten. Prinzipiell entsprechen die Täuschungsmöglichkeiten beim akuten subduralen Hämatom denen beim epiduralen Hämatom. Da aber, wie gesagt, die Amplitude der Hämatomechos beim akuten subduralen Hämatom im Durchschnitt geringer ausgeprägt ist als bei epiduralen Hämatomen, ist zur Vermeidung von Fehlinterpretationen eine möglichst exakte Darstellung der Mittelstrukturen von besonderer Wichtigkeit.

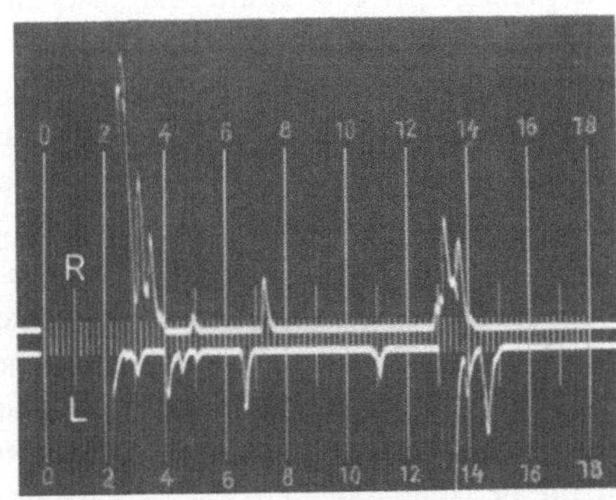

Abb. 21.
Rechtstemporales akutes
subdurales Hämatom (H)

9.1.1.2.2. Subakutes subdurales Hämatom. Für den echoenzephalographischen Nachweis der subakuten subduralen Hämatome gelten die gleichen Richtlinien wie sie bei den akuten subduralen Blutungen ausgeführt wurden. Die Höhe der Amplitude von Hämatomechos entspricht i. allg. der bei akuten subduralen Hämatomen, da bei den subakuten Subduralblutungen auch keine deutliche Hämatomkapsel ausgebildet ist.

9.1.1.2.3. Chronisch subdurales Hämatom. Aufgrund der häufig uncharakteristischen klinischen Symptome stellt das chronisch subdurale Hämatom sowohl im Kindesalter als auch im Erwachsenenalter immer ein schwieriges differentialdiagnostisches Problem dar. Hier kann die echoenzephalographische Untersuchung durch eine Mittelecho-Verlagerung den *Ersthinweis* erbringen. Nicht selten gelingt bereits bei der ersten echoenzephalographischen Untersuchung ein *direkter* Hämatomnachweis, da durch die Hämatomkapsel und den verflüssigten Hämatominhalt günstige Reflexionsverhältnisse gegeben sind.

Chronisch subdurales Hämatom und Hygrom im Kindes- und Säuglingsalter. Die chronischen subduralen Ergüsse im Kindesalter zeigen alle Übergänge von reinem Blut (Hämatom) bis zum eiweißreichen Erguß (Hygrom). Sie differieren erheblich hinsichtlich ihrer Ausdehnung. Bevorzugt treten sie im Säuglingsalter (2.–4. Lebensmonat) auf und bilden nach etwa 2–3wöchigem Bestehen eine Membran, die eine dünnere Konsistenz als die Dura aufweist. Besonders nach Geburtstraumen, aber auch nach harmloser Schädelprellung sind echoenzephalographische Kontrolluntersuchungen über längere Zeiträume erforderlich, um *frühzeitig* eine etwaige Mittelecho-Differenz erkennen zu können.

Es ist allerdings zu berücksichtigen, daß durch die große Nachgiebigkeit des kindlichen Schädels selbst bei ausgedehnten chronischen Blutungen die verdrängende Wirkung auf die medianen Hirnstrukturen *gering* sein kann. Allerdings sind einseitige Subduralhämatome im Kindesalter äußerst selten; Subduralhämatome treten meist doppelseitig auf. Bei entsprechendem klinischen Verdacht ist heute eine computertomographische Untersuchung unerläßlich.

Chronisch subdurales Hämatom im Erwachsenenalter. Das chronisch subdurale Hämatom im Erwachsenenalter tritt bevorzugt jenseits des

50. Lebensjahres auf, wird meist durch ein Bagatelltrauma hervorgerufen und ist von vieldeutigen klinischen Symptomen wie Kopfschmerzen, psychischer Veränderung, passagerer Übelkeit und Erbrechen begleitet. Die Echoenzephalographie stellt auch hier die *primäre Suchmethode* dar, um eine intrakranielle Massenverschiebung nachzuweisen.

Im Gegensatz zu den Blutungen im Säuglings- und Kindesalter findet sich als *indirekter* echoenzephalographischer Nachweis beim chronisch subduralen Hämatom des Erwachsenen fast immer eine deutliche Echoverlagerung von durchschnittlich 8–9 mm. Der direkte Nachweis derartiger Blutungen sollte aber nach dem echoenzephalographischen Hinweis mit Hilfe der Computertomographie oder zerebraler Angiographie erfolgen, zumal bei älteren Patienten die Schädelknochen eine hohe Absorptionsrate für den Ultraschall aufweisen und daher Schrägbeschallungen zum direkten Hämatomnachweis technische Schwierigkeiten bedingen können.

Der indirekte oder gar direkte Nachweis eines doppelseitigen chronisch subduralen Hämatoms im Erwachsenenalter ist echoenzephalographisch in der Regel schwieriger, entscheidend ist, an die Möglichkeit überhaupt zu denken.

9.1.1.3. Posttraumatische intrazerebrale Hämatome

Intrazerebrale Hämatome als Folgeerscheinung von Schädel-Hirn-Traumen sind häufiger als bisher angenommen (LANKSCH et al. 1978). Sie entstehen meist durch eine erhebliche Gewalteinwirkung, so daß neben der Blutung noch eine zusätzliche Substanzschädigung des Gehirns vorliegt. Sie sind am *häufigsten* temporal oder frontal im Marklager lokalisiert. Hieraus erklärt sich die erhebliche Einwirkung auf die Medianstrukturen des Gehirns, die im Echogramm rasch zu einer progredienten Mittelecho-Differenz führt. Sog. *»Hämatomechokomplexe«* können zwar gelegentlich nachgewiesen werden, sie erlauben aber *keine* verbindliche diagnostische Aussage, so daß echoenzephalographisch zwar die Seitenlokalisation verläßlich zu bestimmen, eine Artdiagnose aber nur durch Computertomographie möglich ist.

9.1.1.4. Kombinierte Hämatome

Grundsätzlich können sich im Anschluß an ein Schädel-Hirn-Trauma zwei oder auch alle drei erwähnten Hämatomformen gleichzeitig oder zeitverschoben entwickeln. Mit Hilfe der Echoenzephalographie kann die Seitenlokalisation der am *stärksten* raumfordernden Blutung bestimmt werden, eine weitere Differenzierung ist nur durch die Computertomographie, kaum durch angiographische Untersuchung möglich. Stehen diese Untersuchungsverfahren nicht zur Verfügung, so ist auch in einem derartigen Fall bei *zunehmender* Mittelecho-Differenz und entsprechender Klinik eine Nottrepanation angezeigt und zu vertreten.

9.2. Gedeckte Schädel-Hirn-Traumen (Contusio cerebri – Kommotionssyndrom)

Im Vordergrund der differentialdiagnostischen Überlegungen steht immer die Frage einer *raumfordernden* intrakraniellen Blutungskomplikation oder eines raumfordernden Hirnödems. Eine fortlaufende echoenzephalographische Kontrolle eines Verletzten mit Schädel-Hirn-Trauma ergibt die unproblematische Möglichkeit einer Überwachung unter diesem Gesichtspunkt.

Im Gegensatz zu den erwähnten posttraumatischen Hämatomen betragen Mittelecho-Differenzen bei Hirnkontusion ohne größere raumfordernde Blutung, sofern es überhaupt dazu kommt, maximal 3–4 mm. Dieser Befund erreicht allgemein seinen Höhepunkt in der Ödemphase um den 3.–6. Tag und zeigt eine Rückbildungstendenz innerhalb von 1–2 Wochen.

9.3. Schädelfrakturen

Bei allen Schädelbasis- und Konvexitätsbrüchen ist das Echoenzephalogramm naturgemäß *unauffällig*. Bei Impressionsfrakturen können aber je nach Lage der Bruchstücke pathologische Echos auftreten, die Hämatomechos sehr ähneln können (s. S. 47).

9.4. Zephal- und Subgalealhämatome

Durch die starke Reflexion und Absorption im Bereich eines Kopf-
schwartenhämatoms kann gelegentlich die Darstellung des Mittelechos auf Schwierigkeiten stoßen. Zephalhämatome können durch
die einseitig verlängerte Distanz des Durchschallungsbereiches Mittelecho-Differenzen vortäuschen. Die exakte Bestimmung der theoretischen Mittellinie schützt hier vor Fehlinterpretationen.
Von praktischer Bedeutung ist die Tatsache, daß nach den Erfahrun-
gen von PIA (1968) im Kindesalter etwa 50% aller Zephalhämatome
von intrakraniellen Blutungen, meist *epiduralen* Hämatomen, begleitet sind. Bei Vorliegen eines Zephalhämatoms im Kindesalter sollten
daher echoenzephalographische Kontrolluntersuchungen durchgeführt werden.

9.5. Offene Schädel-Hirn-Verletzungen

Die echoenzephalographischen Befunde bei unkomplizierten offe-
nen Hirnverletzungen ergeben in der Regel Normalbefunde. Beim
traumatischen Spontanpneumenzephalon und anderen Komplikationen können dagegen deutliche Reflexionen pathologischer Art entstehen.

9.6. Postoperative echoenzephalographische Kontrolluntersuchungen

Diagnose von Rezidivhämatomen. Auch seit Einführung der Computertomographie ist bei Zustand nach Ausräumung eines Hämatoms eine regelmäßige echoenzephalographische Verlaufskontrolle
zu empfehlen, um eine Nachblutung oder eine andere Komplikation
rechtzeitig zu erkennen. Der entscheidende diagnostische Hinweis
besteht auch hier in einer *zunehmenden* Mittelecho-Verlagerung.

9.7. Spätkomplikationen nach gedeckten und offenen Schädel-Hirn-Traumen

Chronisch subdurales Hämatom im Kindes- und Erwachsenenalter (s. S. 50).

Hirnatrophische Läsion nach Contusio cerebri. Die echoenzephalographische Diagnose hirnatrophischer Veränderung nach Schädel-Hirn-Trauma im Sinne einer Contusio cerebri ist bei Vorliegen einer diffusen Erweiterung der inneren und äußeren Ventrikelräume in der Regel leicht anhand der *Weitenmessung* des III. Ventrikels und Bestimmen des *Hirnmantel-Index* (s. S. 31) zu stellen. Bei größeren, einseitigen posttraumatischen Substanzdefekten kommt es zu einer Verlagerung der Mittelstrukturen zur betroffenen Seite.

9.8. Hirnabszeß

Die echoenzephalographische Erfassung eines seltenen posttraumatischen Hirnabzesses ist selbstverständlich von dessen Größe und Lokalisation abhängig. Es gelten hier die *gleichen* Kriterien wie bei sonstigen intrakraniellen raumfordernden Prozessen (**Abb. 22a–d**).

9.9. Hirntumoren

Bei Hirntumoren, Hirnzysten, entzündlichen Erkrankungen des Zentralnervensystems, zerebralen Anfallsleiden, hirnatrophischen Prozessen und zerebralen Gefäßprozessen hat die Echoenzephalographie als *primäre Suchmethode* auch im Zeitalter der Computertomographie weiterhin ihren Platz. Wie bei den bisher genannten Prozessen geht es auch hierbei um die Frage bzw. den Ausschluß einer intrakraniellen Massenverschiebung.

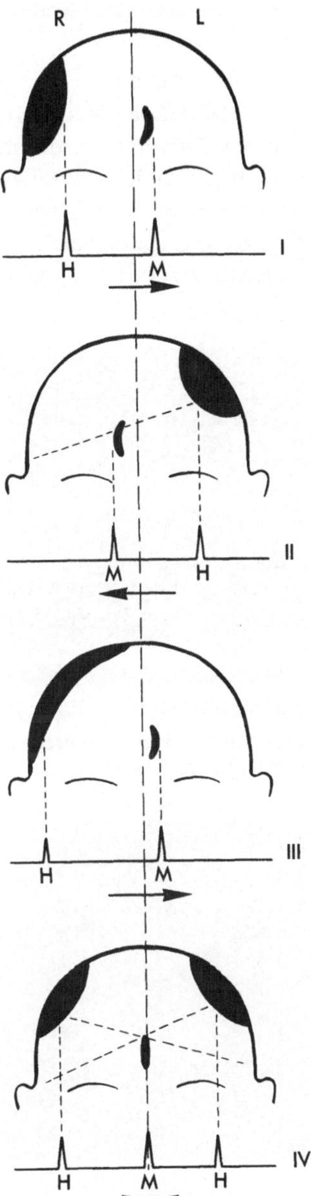

Abb. 22 a–d. Häufige echoenzephalographische Befunde bei posttraumatischen Hämatomen (Pfeilrichtung gibt die jeweilige Mittelecho-Verlagerung (M) an). **a** temporales epidurales Hämatom, hohes Hämatomecho (H) bei temporaler Horizontalbeschallung, **b** parietales epidurales Hämatom, Erhalt des Hämatomechos (H) erst nach Schrägbeschallung, **c** akutes subdurales temporales (H) erst nach Schrägbeschallung, **c** akutes subdurales temporales Hämatom, niedriges Hämatomecho (H) bei temporaler Horizontalbeschallung, **d** beidseitiges, chronisches, parietales subdurales Hämatom, fehlende Mittelecho-Differenz. Hämatomnachweis (H) erst mit beidseitiger Schrägbeschallung

9.9.1. Tumoren der Großhirnhemisphäre

Bei raumfordernden Prozessen im Bereich der Großhirnhemisphäre
ist die Mittelecho-Verlagerung im Ausmaß, wie schon ausgeführt,
von der *Lokalisation*, der morphologischen Beschaffenheit und einem begleitenden *Hirnödem* abhängig. Erwartungsgemäß zeigen
temporal lokalisierte Tumoren frühzeitiger und deutlicher eine Mittelecho-Verlagerung als Tumoren anderer Lokalisation. In einzelnen
Fällen erlaubt erst eine wiederholte echoenzephalographische Unter-

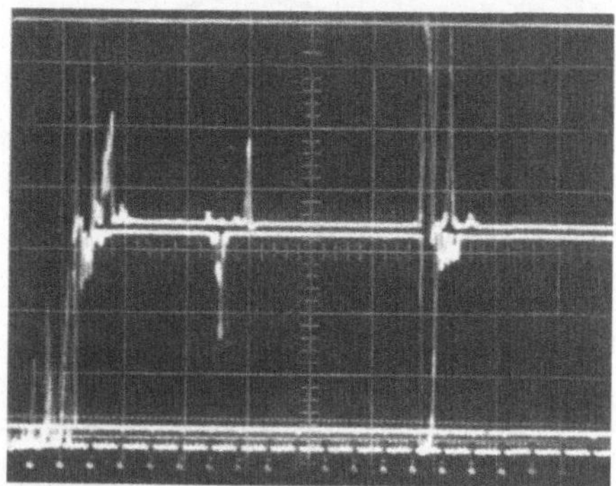

Abb. 23. Rechtsseitiges temporo-parietales Astrozytom mit zahlreichen Nekrosen, die geringe Tumorreflexionen vor dem nach links verschobenen Mittelecho hervorrufen (T)

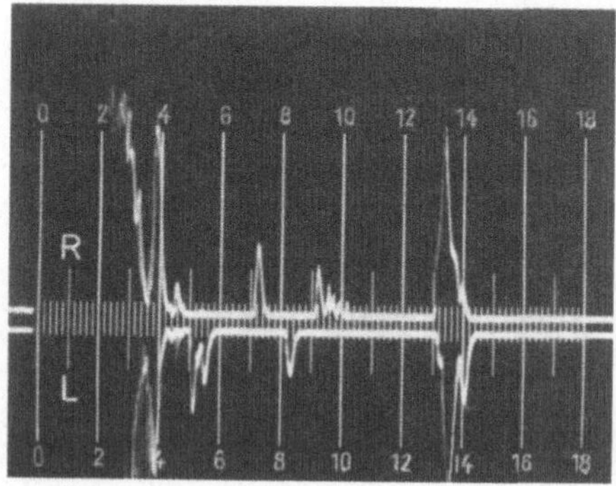

Abb. 24. Tumorecho (TE) durch Verkalkungen bei linksseitigen Meningeom

56

suchung über einen kürzeren oder längeren Zeitraum eine verbindliche Aussage hinsichtlich der Seitenlokalisation.

Gelegentlich können vor allem bei Meningeomen und Glioblastomen sog. *Tumorechos* auftreten, da beide Tumorarten zu Blutungen und Verkalkungen neigen (**Abb. 23 u. 24**). Derartige Echomuster stellen aber Nebenbefunde dar, die, wie schon ausgeführt, keinesfalls eine Artdiagnose erlauben.

9.9.2. Schädelbasis- und Mittellinientumore

Während Tumoren der Großhirnhemisphäre bis zu 90% der Fälle echoenzephalographisch durch eine Verlagerung des Mittelechos indirekt nachweisbar sind, liegen die Verhältnisse bei Tumoren des Hirnstammes, des Balkens und der Schädelbasis, etwa in Form eines flächenhaft wachsenden Keilbeinmeningioms, Hypophysenadenoms oder Kraniopharyngeoms *ungünstiger*. Diese Tumoren verursachen aber nicht selten abnorme Reflexionen (s. S. 56).

9.9.3. Infratentorielle Tumoren

Die echoenzephalographische Möglichkeit, *infratentorielle* Tumoren *indirekt* nachzuweisen, ist dann gegeben, wenn der raumfordernde Prozeß zu einem Verschluß-Hydrozephalus geführt hat. Dieser kann

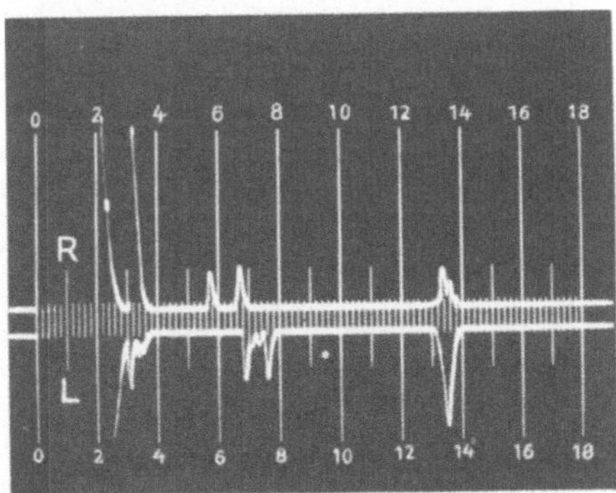

Abb. 25. Verlagerung der Echos des erweiterten III. Ventrikels bei linksseitigen Kleinhirntumoren (Verschluß-Hydrozephalus)

anhand einer Erweiterung des III. Ventrikels bzw. pathologischer
Änderung des Hirnmantel-Index nachgewiesen werden. In seltenen
Fällen besteht gleichzeitig eine geringe Verlagerung der Medianstruktur (**Abb. 25**).
Infratentorielle Tumoren im Frühstadium ohne Verschluß-Hydrozephalus sind echoenzephalographisch selbstverständlich *nicht* zu erfassen.

9.9.4. Hirnmetastasen

Die echoenzephalographische Diagnostik von *Hirnmetastasen* entspricht grundsätzlich der bei den eigentlichen Hirntumoren, doch
sind die Verhältnisse bei Vorliegen multipler Hirnmetastasen von
raumfordernden Charakter insofern gegenüber solitären Prozessen
erschwert, als sich – ähnlich wie bei doppelseitigen subduralen Hämatomen – die Druckwirkung auf die Medianstrukturen gegenseitig
»aufheben« kann.

10. Hirnzysten verschiedener Herkunft

Raumfordernde intrazerebrale Zysten ergeben echoenzephalographisch neben dem Befund einer *Verlagerung* des Mittelechos aufgrund des Flüssigkeitsgehaltes der Zysten und Vorliegen besonders gut reflektierender Grenzflächen häufiger als andere raumfordernde Prozesse die Möglichkeit eines direkten Nachweises, wobei der echofreien Strecke besondere Bedeutung zukommt. Ein derartiger echoenzephalographischer Befund erlaubt aber selbstverständlich keine verbindliche Interpretation.

11. Entzündliche Erkrankungen des Zentralnervensystems

Bei Meningitiden und Enzephalitiden treten in der Regel keine Mittelecho-Differenzen auf. Kommt es auf der Basis eines entzündlichen Prozesses zur Entwicklung eines *Verschluß-Hydrozephalus*, so kann dieser frühzeitig und vor allem anhand fortlaufender Kontrollen durch *Weitenzunahme* des III. Ventrikels bzw. entsprechender Befunde von seiten des Hirnmantel-Index nachgewiesen werden.

Bei Enzephalitiden mit regionaler Schwerpunktbildung und den Symptomen eines »Tumor cerebri« gelten echoenzephalographisch die *gleichen* Kriterien wie bei anderen raumverdrängenden Prozessen. Hervorzuheben ist, daß bei Hirnabzessen meist ein ausgeprägtes perifokales Ödem zustandekommt.

12. Zerebrale Anfallsleiden

Bei der Diagnostik zerebraler Anfallsleiden ungeklärter Ursache hat das Echoenzephalogramm unter dem Gesichtspunkt einer intrakraniellen Massenverschiebung nach wie vor seinen Platz, zumal in der *ambulanten* Vorfelddiagnostik.

Von besonderer Wichtigkeit ist die Möglichkeit echoenzephalographischer Verlaufsbeobachtung während der *postkritischen Phase* nach einem generalisierten Anfall, insbesondere wenn die Bewußtseinsstörung länger anhält oder der Anfall zu einer *Schädelverletzung* geführt hat.

13. Hirnatrophische Prozesse des Erwachsenenalters

Für die Diagnose und vor allem auch für die Verlaufskontrolle hirnatrophischer Prozesse im Erwachsenenalter ist die Echoenzephalographie nach wie vor von praktischer Bedeutung, gegenüber der *Computertomographie* aber in den Hintergrund getreten. Wie bereits erwähnt, ist ja durch die häufig auf die Temporalschuppe übergreifende Pneumatisation des Felsenbeins bei älteren Patienten eine hohe Ultraschallabsorption gegeben, die gelegentlich aufgrund der daraus resultierenden ungünstigen Reflexionsbedingungen eine exakte Beurteilung der Weite des Ventrikelsystems mehr oder weniger *erschwert* (**Abb. 26**).

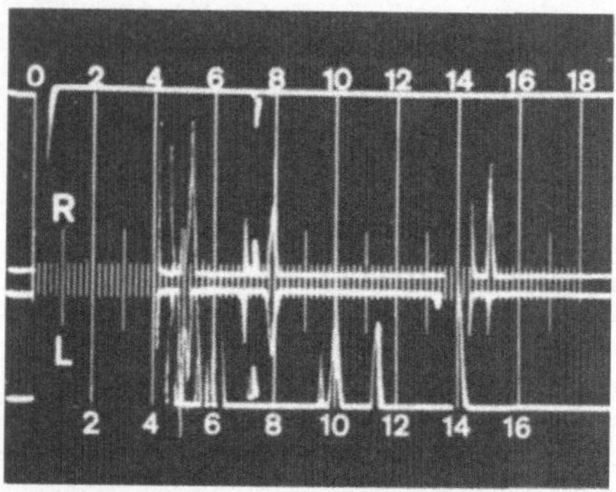

Abb. 26. Echoenzephalogramm bei erweitertem Ventrikelsystem des Erwachsenen. TM = theoretisches Mittelecho (Durchschallung), TH = Temporalhorn, III.V. = III. Ventrikel

14. Verlaufskontrollen nach Behandlung raumfordernder intrakranieller Prozesse

Postoperative Kontrollen. Regelmäßige echoenzephalographische Kontrollen nach Operation eines Tumor cerebri ergeben die Möglichkeit, ein Rezidiv oder eine raumfordernde Komplikation *frühzeitig* zu erkennen durch Nachweis einer wieder *zunehmenden* Mittelecho-Verlagerung.

Auch bei Kontrollen nach Bestrahlung und/oder medikamentöser Therapie empfiehlt es sich jedoch den Echo-Befund durch neurotechnische Untersuchungen zu untermauern. Hierzu ist das C T vorzuziehen.

15. Akute intern-neurologische Erkrankungen

15.1. Zerebrale Gefäßprozesse

Die praktische Bedeutung echoenzephalographischer Befundkontrollen bei vaskulär bedingten Hirnfunktionsstörungen liegt in der Möglichkeit, zerebrale Kreislaufschäden von raumverdrängenden Prozessen *frühzeitig* abzugrenzen.

15.1.1. Intrazerebrale Massenblutung

Eine intrazerebrale Massenblutung führt in den meisten Fällen innerhalb weniger Stunden zu einer *progredienten* und *deutlichen* Mittelecho-Differenz, wobei das Ausmaß von der *Lokalisation* und dem begleitendem *Hirnödem* abhängt. Sogenannte Hämatomechos oder

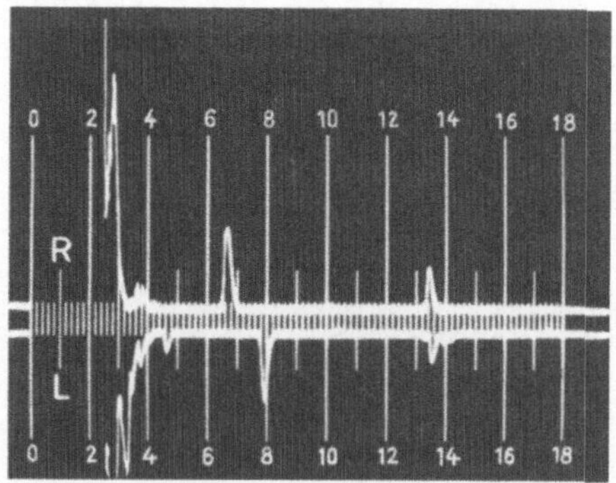

Abb. 27. Mittelecho-Verlagerung bei frischer linksseitiger apoplektischer Massenblutung

gelegentlich nachweisbare Reflexionen eines erweiterten Ventrikelsystems nach Einbruch einer Massenblutung in die inneren Liquorräume haben keine große praktische Bedeutung (**Abb. 27**). Hier ist das CT die Methode der Wahl.

15.1.2. Hirnembolien und intrazerebrale Erweichungsherde

Im Gegensatz zu zerebralen Massenblutungen kommt es bei ischämischen Erweichungsherden allgemein nur zu einer *geringen* Verlagerung der Mittelstrukturen, die selten einmal 3 mm überschreitet und in der Regel 24–48 Std. nach Auftreten des akuten Ereignisses ihr Maximum erreicht, um sich dann verhältnismäßig rasch wieder zurückzubilden. In der Mehrzahl wird eine Mittellinienverlagerung überhaupt vermißt.

15.1.3. Karotisverschlüsse

Karotisverschlüsse mit der hämodynamischen Auswirkung eines Mediainfarktes führen aufgrund des meist ausgeprägten vasogenen Hirnödems zu *erheblichen* Mittelecho-Differenzen. Differentialdiagnostisch sind immer *raumfordernde* Prozesse anderer Herkunft zu berücksichtigen und ggf. durch andere technische Untersuchungsmethoden abzuklären.

15.1.4. Subarachnoidalblutungen

Die unkomplizierte Subarachnoidalblutung führt zu *keiner* Mittelecho-Verlagerung. Kommt es im Gefolge einer Subarachnoidalblutung zu einer Liquorresorptionsstörung, so kann echoenzephalographisch der hieraus resultierende Befund einer *Ventrikelerweiterung* nachgewiesen werden. (KUNST u. QUENZER 1971)

15.1.5. Raumfordernde Blutungen aus Aneurysmen und Angiomen

Die echoenzephalographischen Kriterien bei der Abklärung von Blutungen aus einem rupturierten Aneurysma oder Angiom entsprechen denen bei raumfordernden Prozessen anderer Art. In vielen Fällen entwickelt sich *rasch* eine deutliche Mittelecho-Differenz, wobei für diese Fälle charakteristisch ist, daß der Befund zunächst *keine* Rückbildungstendenz erkennen läßt. Daß derartige Ereignisse angiographisch abzuklären sind, bedarf keiner besonderen Erwähnung.

15.1.6. Transitorisch-ischämische Attacken, Hirnvenen- und Hirnsinus-Thrombosen

Bei transitorisch-ischämischen Attacken kommt es zu *keiner* Verlagerung der Mittelstrukturen. Dies trifft in der Regel auch für Hirnvenen- und Hirnsinusthrombosen zu. Im Gefolge dieser venösen Kreislaufstörungen kann sich aber später eine *Ventrikelerweiterung* entwickeln, die echoenzephalographisch dann nachzuweisen ist.

16. Fälle unklarer Bewußtlosigkeit

Bei allen Fällen von Bewußtlosigkeit *ungeklärter* Herkunft ist die Echoenzephalographie als *primäre Suchmethode* zur Frage einer intrakraniellen Massenverschiebung einzusetzen. Auf die besondere praktische Bedeutung bei der Differentialdiagnose »*Trunkenheit – raumfordernder* intrakranieller Prozeß« wurde schon hingewiesen (s. S. 43) (**Abb. 28**).

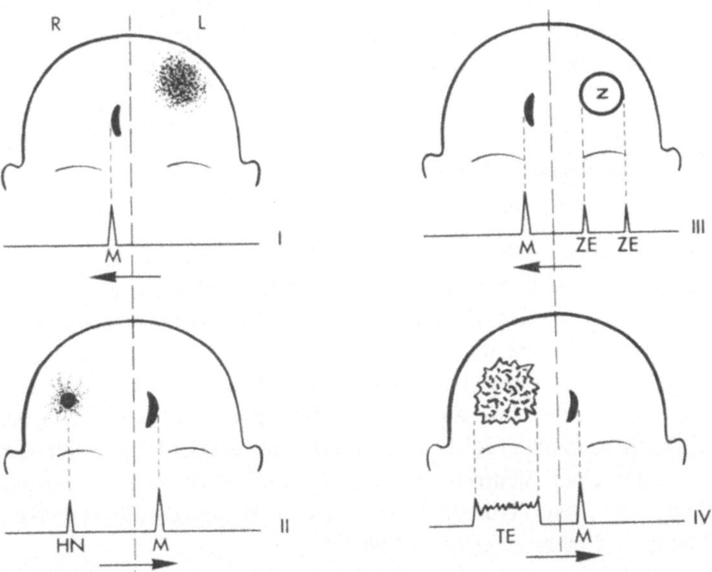

Abb. 28. Häufige echoenzephalographische Befunde bei raumfordernden intrakraniellen Prozessen (Pfeilrichtung gibt die jeweilige Mittelecho-Verlagerung M an). **I** Großhirntumor, **II** Hämatomnebenecho (HN) bei Massenblutung, **III** Zystenecho (ZE), **IV** Tumorecho (TE) bei verkalkenden bzw. nekrotisierendem Großhirntumor

17. Echoenzephalographie beim kindlichen Hydrozephalus und anderen neuropädiatrischen Erkrankungen

Von E. Kazner

Die Echoenzephalographie, speziell die Echoventrikulographie, stellt auch in der Aera der Computertomographie eine sehr nützliche nichtinvasive Untersuchungstechnik dar, die sich speziell für die Untersuchung und Überwachung von Kindern mit Hydrozephalus und anderen neuropädiatrischen Erkrankungen eignet. Die Echoenzephalographie sollte stets im Zusammenhang mit der Erhebung des neurologischen Befundes vor irgend einer anderen eingreifenderen neuroradiologischen Untersuchung, die Allgemeinnarkose erforderlich macht, durchgeführt werden.

17.1. Kindlicher Hydrozephalus

Die Normalwerte für die *Weite des III. Ventrikels* bei Neugeborenen und Säuglingen sind in Tabelle 2 aufgeführt. Im allgemeinen kann bei einem Säugling oder Kleinkind eine Ventrikelerweiterung angenommen werden, wenn die Weite des III. Ventrikels 5 mm oder mehr beträgt. Bei Kindern über 6 Jahren ist ein III. Ventrikel von 6 mm hochgradig verdächtig auf einen Hydrozephalus. Die Messung des III. Ventrikels allein reicht jedoch nicht aus, um die Frage nach dem Bestehen einer Ventrikelerweiterung verbindlich zu beantworten. Beim kindlichen Hydrozephalus kann die Weite des III. Ventrikels 20 mm und mehr erreichen (**Abb. 29**).

Die wichtigste echoenzephalographische Messung beim kindlichen Hydrozephalus stellt die Bestimmung der *Breite der Seitenventrikel* dar (**Abb. 30**).

In der Gegend der Cella media stehen die äußeren Wände der Seitenventrikel stets senkrecht zum einfallenden Ultraschall-Strahlen-

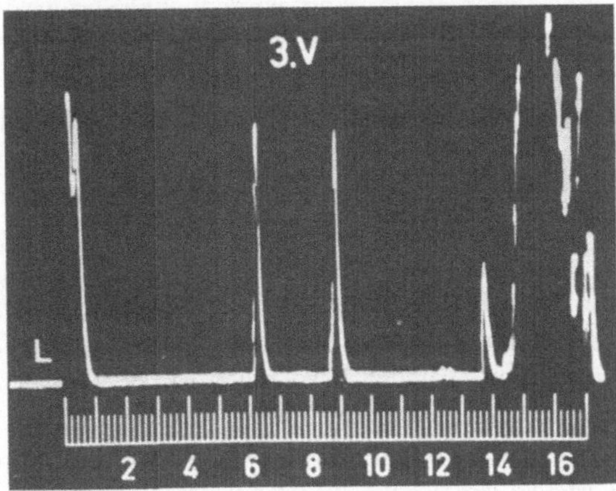

Abb. 29. Hochgradig erweiterter III. Ventrikel (Durchmesser 19 mm) bei einem 18 Monate alten Kleinkind mit Hydrozephalus. (Aus SCHIEFER u. Kazner, 1967)

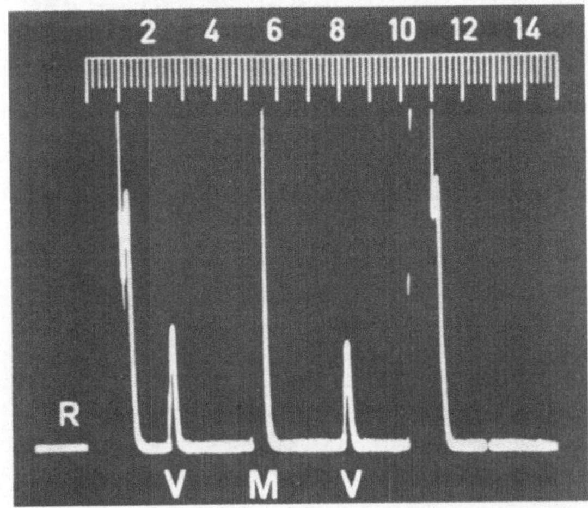

Abb. 30. Hochgradige Erweiterung der Seitenventrikel (V) bei einem 9 Monate alten Säugling mit Hydrozephalus (CMI 2,0). (Aus SCHIEFER u. KAZNER, 1967)

bündel, wenn der Prüfkopf parietal appliziert wird (**Abb. 31**). Es ist wesentlich schwieriger, verwertbare Ultraschallreflexionen von all den anderen Abschnitten der Seitenventrikel zu erhalten, besonders wenn nur ein geringgradiger Hydrozephalus besteht.

Da bei jüngeren Kindern der Kopfdurchmesser und somit die Weite der Seitenventrikel sehr stark variiert, sind absolute Messungen in Millimetern für die klinische Praxis wenig geeignet. Aus diesen Gründen benutzen zahlreiche Autoren Ventrikel-Indices. Die meisten dieser Indices basieren auf der Beziehung zwischen dem biparietalen Kopfdurchmesser und der Weite beider Seitenventrikel. Aus historischen Gründen bevorzugen wir den von SCHIERSMANN 1942 beschriebenen Ventrikel-Index (**Abb. 32**). Um den exakten Bezugspunkt zu definieren, wurde von uns der Begriff *Cella media-Index (CMI)* vorgeschlagen (KAZNER u. HOPMAN, 1973). Andere Autoren (SJÖGREN, 1967, 1968; MOTAFAWY, 1971) benützen den reziproken

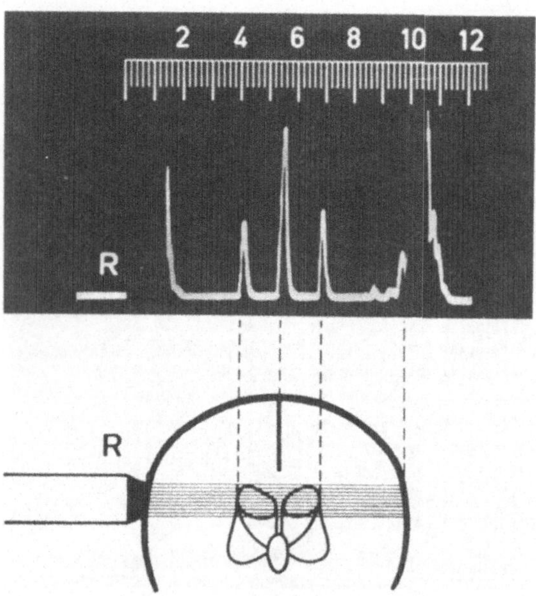

Abb. 31. Echogramm mit Seitenventrikelechos und schematische Darstellung der Seitenventrikelbeschallung (CMI 3,9 = Grenzbefund). (Aus SCHIEFER u. KAZNER, 1967)

Wert des Schiersmannschen Index und bezeichnen diese Relation als »Lateral-Ventrikel-Index« (LVI). Korrespondierende Meßwerte des Cella media-Index und des Lateral-Ventrikel-Index sind in Tabelle 3 wiedergegeben.

Es gibt bisher keine allgemeine Übereinstimmung über die Normalwerte dieser Indices, speziell die Grenze zwischen normalen und pathologischen Indexwerten wird sehr unterschiedlich beurteilt. Die von uns benutzte Klassifikation des Cella media-Index basiert auf eingehenden klinischen, pneumenzephalographischen und echoventrikulographischen Studien (Tabelle 4).

Innerhalb des Grenzbereiches können sich sowohl normale als auch bereits leicht erweiterte Ventrikel finden.

Beim Vergleich der von uns benutzten Klassifikation mit den Daten von Sjögren (1967, 1968) und Motafawy (1971) zeigen sich erhebliche Diskrepanzen. Zweifellos würde man bei Benutzung der von

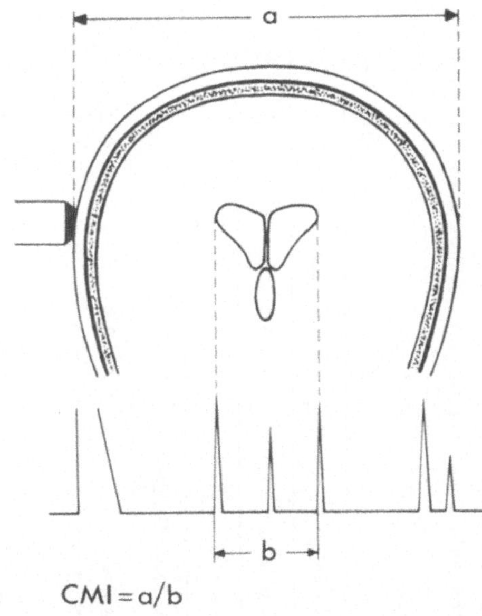

Abb. 32. Schema zur Berechnung des Cella media-Index. (Nach Kazner u. Hopman, 1973)

Tabelle 2. Echoenzephalographisch ermittelte Normwerte des III. Ventrikels bei Neugeborenen und Säuglingen (Literaturangaben und korrespondierende Ergebnisse der eigenen Untersuchungen); Zahlen in Millimeter. (Nach GRUMME, 1977)

Autoren	Neu-geborene	bis 3 Monate	3–6 Monate	6–12 Monate	
LITHANDER			−5,5		obere Grenze
JACOBI u. SCHUCH	3,0–4,5		3,5–5,0		Normbereich
M. JACOBI			2,5–4,5		Normbereich
FEUERLEIN u. DILLING	1,4–4,2		2,3–5,1		2s-Bereich
KRIJGSMAN	−2,0	2,0–4,0	2,0–6,0	4,6–6,0	Normbereich
DILL			2,0–4,0		ohne Angaben
GRUMME	2,3–4,0	2,2–4,2	2,4–4,5	3,0–5,0	95%-Bereich
			2,4–4,5		95%-Bereich
			2,4–5,0		95%-Bereich
		2,5–4,0			80%-Bereich

Tabelle 3. Korrespondierende Werte des Cella media-Index, CMI, und des Lateral-Ventrikel-Index, LVI. (Nach KAZNER u. HOPMANN, 1973)

CMI Klassifikation nach KAZNER u. HOPMAN (1973)	LVI Klassifikation nach SJÖGREN (1967, 1968)		
Ventrikelweite normal	$>4,1$	0,24	
Grenzbefund	4,1		
	4,0	0,25	
	3,9		normal
	3,8	0,26	
Pathologisch	3,7	0,27	
	3,6	0,28	
	3,5	0,285	
	3,4	0,294	
	3,3	0,30	
	3,2	0,31	Grenzbefund nach
	3,1	0,32	MOSTAFAWY (1971)
	3,0	0,33	pathologisch nach SJÖGREN (1967)
	3,0	0,33	pathologisch nach SJÖGREN (1967)

Tabelle 4. Klassifikation des Cella media-Index

Index	Befund
$>4,1$	normal
$4,1–3,85$	Grenzbereich
$>3,5–3,8$	mäßiggradige Ventrikelerweiterung
$3,0–3,5$	mittelgradige Ventrikelerweiterung
$<3,0$	hochgradiger Hydrozephalus
$<2,0$	massiver Hydrozephalus

den beiden letztgenannten Autoren angegebenen Index-Klassifikation zahlreiche pathologische Fälle als normal beurteilen und damit übersehen.
Bei Kindern bis zum 10. Lebensjahr gelingt im allgemeinen die Darstellung der Seitenventrikelechos in 80–90% der Fälle, auch wenn

die Ventrikel nicht erweitert sind. Bei Vorhandensein eines Hydrozephalus ist die echoventrikulographische Messung praktisch immer erfolgreich. Bei Kindern mit hochgradigem Hydrozephalus kann auch der Hirnmantelindex kalkuliert und die Dicke des Hirnmantels in zahlreichen Regionen (z. B. Parietalregion, Frontalregion, Okzipitalregion) gemessen werden. Während das Ausmaß eines Hydrozephalus mit Hilfe der Echoventrikulographie stets exakt zu bestimmen ist, lassen sich ätiologische Faktoren, die für die Ventrikelerweiterung verantwortlich sind, mit Hilfe dieses Untersuchungsverfahrens nicht eruieren. Für diesen Zweck stellt heute die kraniale Computertomographie die Methode der Wahl dar.

Bei Vorliegen eines asymmetrischen Hydrozephalus können für beide Seitenventrikel getrennt die Cella media-Indexwerte kalkuliert werden, wenn man vom halben biparietalen Kopfdurchmesser ausgeht.

17.1.1. Operationsindikation

Die Entscheidung, ob bei einem kindlichen Hydrozephalus eine liquorableitende Operation durchgeführt werden sollte, kann nicht aufgrund eines einzelnen Echoventrikulogramms getroffen werden. Hierzu müssen alle klinischen Parameter herangezogen werden, speziell die Zeichen des gesteigerten intrakraniellen Druckes. Lediglich bei Kindern mit Myelozele können wiederholte Echoventrikulogramme, die eine rasche Zunahme der Ventrikelweite erkennen lassen, als Basis für die Indikation zur Shunt-Operation dienen. Seitdem durch computertomographische Untersuchungsergebnisse bekannt ist, daß ein shuntbedürftiger Hydrozephalus sich sehr häufig besonders im Bereich der Okzipitalhörner ausprägt, haben wir versucht, diesen speziellen Befund echoventrikulographisch zu erfassen und in den meisten Fällen mit leicht diagonaler Schallrichtung erfolgreiche Messungen durchführen können.

17.1.2. Verlaufsbeobachtungen

Die Echoventrikulographie stellt die ideale Methode für die Verlaufsbeobachtung bei Kindern mit Hydrozephalus nach Implantation eines Ventils dar. In den meisten Fällen läßt sich eine rasche Abnahme der Ventrikelerweiterung feststellen. Dies gilt vor allem für Kinder im ersten Lebensjahr. Bei länger bestehendem Hydrozephalus und älteren Kindern ist nicht mehr mit einer vollständigen Ausdehnung des Gehirns zu rechnen. Der Rückgang der Ventrikelerweiterung geht zunächst sehr rasch vor sich und verlangsamt sich dann entsprechend. Dies trifft vor allen Dingen auf die Kinder mit Hydrozephalus bei Myelozele zu, die fast immer normale Ventrikelweite erreichen.

Die Verstopfung oder Dysfunktion eines Ventils läßt sich echoventrikulographisch durch erneute Zunahme des Hydrozephalus nach einer postoperativen Periode der Besserung konstatieren. Bei zahlreichen Kindern kann eine solche Feststellung aufgrund echoventrikulographischer Befunde getroffen werden, bevor es zu einer Verschlechterung im Zustandsbild des kranken Kindes gekommen ist.
Bei einigen Kindern gelingt es mehrere Jahre nach Implantation eines Shunts nicht mehr, Echos von den Ventrikelwänden zu erhalten. Dieser Befund wird nicht nur durch die wachsende Knochendicke und stärkere Kalzifizierung, sondern in erster Linie durch einen Ventrikelkollaps hervorgerufen, der einem zu starken Liquordurchlaß des implantierten Ventils folgt.

17.2. Zerebrale Bewegungsstörungen, frühkindliche Hirnschädigung

Ventrikelerweiterungen als Folge einer frühkindlichen Hirnschädigung sind mit Hilfe der Echoventrikulographie leicht festzustellen. Selbstverständlich erlaubt das Echoenzephalogramm auch hier keine Unterscheidung von einem Hydrozephalus aufgrund anderer Ursachen. Die stärksten Ventrikelerweiterungen werden bei Kindern mit spastischem Syndrom gefunden. Bei zwei Drittel solcher Kinder findet sich ein abnormer Cella media-Index, während nur ein Drittel dieser Kinder gleichzeitig eine Erweiterung des III. Ventrikels erkennen läßt. Häufig besteht auch eine gute Korrelation zwischen den neurologischen Ausfallserscheinungen und der Ventrikelerweiterung.

Bei Kindern mit *einseitiger Hirnatrophie* zeigt das Echoenzephalogramm nicht selten eine deutliche Verlagerung der Mittellinienstrukturen zur atrophischen Seite. Auch die Falx ist in diesen Fällen verlagert. Die häufig unterschiedliche Amplitute der Echos bei Beschallung von beiden Seiten mit gleicher Einstellung des Gerätes beruht auf der unterschiedlich dicken Schädelkalotte bei solchen Kindern.

17.3. Angeborene Mißbildungen und erworbene Hirnsubstanzdefekte

Die Echoventrikulographie kann gelegentlich bei der Diagnose angeborener Mißbildungen hilfreich sein. So fehlen bei hydranenzephalen Kindern bei der üblichen Beschallungsrichtung Ventrikelwand- oder Parenchymechos völlig.
Bei Fällen von Monoventrikel mit Balkenmangel ist im allgemeinen das sonst zwischen den Echos der Seitenventrikel auftauchende Mittelecho nicht zu registrieren (**Abb. 33**). Häufig fehlt auch das Doppelecho des III. Ventrikels.

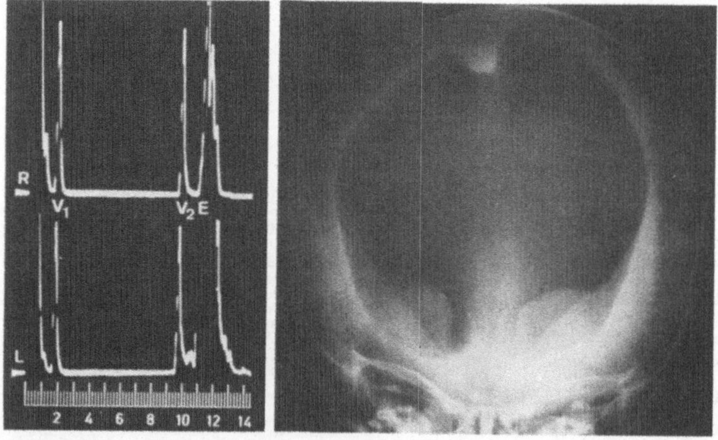

Abb. 33a u. b. Massiver Hydrozephalus (CMI 1,45) bei Balkenmangel (Monoventrikulie). Fehlendes Mittelecho bei biparietaler Beschallung. (Aus Schiefer et al., 1968)

Wesentlich problematischer ist die Darstellung eines gedoppelten Mittelechos von den Wänden einer Septum pellucidum-Zyste oder eines Cavum Vergae. Diese Diagnosen lassen sich zuverlässig nur mit Hilfe der Pneumenzephalographie oder auf weniger invasivem Wege heute mit der Computertomographie verifizieren. Bei porenzephalen Zysten können von den Wänden solcher Zysten gelegentlich zusätzliche Echos aufgefangen werden, die Zyste selbst stellt sich als echofreie Strecke dar. Die Interpretation kann schwierig oder unmöglich sein. Größere Zysten, wie Arachnoidalzysten oder umschriebene porenzephale Erweiterungen bestimmter Ventrikelabschnitte lassen sich ebenfalls anhand echofreier Strecken vermuten.
Eine Dandy-Walker-Mißbildung kann mit der üblichen Untersuchungstechnik echoventrikulographisch nicht diagnostiziert werden. Lediglich der begleitende Hydrozephalus stellt sich dar.

17.4. Echoventrikulographie bei Frühgeborenen

Normale Neugeborene besitzen ein Ventrikelsystem mit normaler Weite. Im Gegensatz dazu weisen Frühgeborene, bzw. »small for date«-Babys, weite Ventrikel auf. Untersuchungen von GRUMME et al. (1971) haben gezeigt, daß mit steigendem Körpergewicht, zunehmender Dauer der Schwangerschaft und Annäherung des Kopfdurchmessers an Normalwerte zum Zeitpunkt der Geburt die Weite des III. Ventrikels abnimmt. Dieselbe Korrelation findet sich auch für die Seitenventrikelbreite.
Verlaufsuntersuchungen bei frühgeborenen Kindern zeigen, daß bei Frühgeburten, deren Ventrikelsystem zum Zeitpunkt der Geburt erweitert war und die ein geringes Geburtsgewicht bei kurzer Schwangerschaftsdauer aufgewiesen hatten, die weitere Entwicklung des Ventrikelsystems meist nicht normal verläuft und auch in späteren Abschnitten des Lebens fast immer Zeichen der Ventrikelerweiterung vorhanden sind.

18. Möglichkeiten und Grenzen der Echoenzephalographie

Bei der Anwendung der Echoenzephalographie ist zu berücksichtigen, daß es sich um eine *grobmorphologische* Untersuchungsmethode handelt, die über Lokalisation und Lageveränderung von Grenzflächen im Schädelinnern Auskunft gibt. Da der Schallstrahl jeweils nur einen relativ eng umschriebenen Bereich erfaßt, ist eine Gesamtbeurteilung vom Gehirn und Schädel wie etwa bei der Computertomographie, Röntgen- und Konstrastmitteluntersuchung nicht möglich.

Als *primäre Suchmethode* ist die Echoenzephalographie ein nicht verzichtbarer Bestandteil der diagnostischen Möglichkeiten, die vor allem bei der Früherkennung von posttraumatischen Komplikationen des Schädel-Hirn-Traumas und bei der Diagnostik von raumfordernden intrakraniellen Prozessen i. allg. wertvoll ist.

Aufgrund ihrer unproblematischen Anwendung in Klinik und Praxis, ihrer Ungefährlichkeit und beliebig häufigen Reproduzierbarkeit stellt die Echoenzephalographie vor allem auch im Kindesalter eine unkomplizierte Routineuntersuchung dar, die für zahlreiche medizinische Fachgebiete bei der Bewältigung differentialdiagnostischer Probleme von Wichtigkeit ist.

Hierbei muß aber bedacht werden, daß die Echoenzephalographie wie alle technischen Untersuchungsverfahren, über die wir heute verfügen, letzten Endes nur ein *diagnostisches Hilfsmittel* darstellt, dem ausschließlich in Verbindung mit Anamnese und klinischer Untersuchung voller Aussagewert zukommt. Nicht zuletzt aus diesem Grund muß daher auch die technische Durchführung der echoenzephalographischen Untersuchung dem Arzt vorbehalten bleiben.

Literatur

DILL, R.: Echoencephalographische Normalwerte des kindlichen Ventrikelsystems in den verschiedenen Altersgruppen. Monatsschr. Kinderheilk. *119*, 496 (1971)

DUSSIK, K. Th.: Über die Möglichkeit, hochfrequente mechanische Schwingungen als diagnostisches Hilfsmittel zu verwenden. Z. ges. Neurol. Psychiat. *174*, 153–168 (1942)

FEUERLEIN, W., DILLING, H.: Zur Bestimmung des Mittelechos in der Echoenzephalographie. Nervenarzt *36*, 401–403 (1965)

FEUERLEIN, W., DILLING, H.: Das Echoencephalogramm des III. Ventrikels in verschiedenen Lebensaltern. Arch. Psychiat. Nervenkrankh. *209*, 137–147 (1967)

GRUMME, T.: Die Breite der 3. Hirnkammer vom Frühgeborenen bis ins 10. Dezennium. Eine eindimensional-echoenzephalographische Studie an 1841 neurologisch unauffälligen Probanden. Fortschr. Neurol. Psychiat. *45*, 223–268 (1977)

GRUMME, T., FRÖMMEL, G., MEESE, W.: Postnatale echoencephalographische Untersuchungen bei Frühgeborenen. Neuropädiatrie *3*, 155–170 (1971)

JACOBI, G., SCHUCH, P.: Echoencephalographie und ihre Ergebnisse bei Kindern. Pädiat. Praxis *5*, 433–443 (1966)

JACOBI, M.: Anwendungsmöglichkeiten und Ergebnisse der Echoencephalographie im Kindesalter. Inaugural-Dissertation, Erlangen, 1966

KAZNER, E., KUNZE, St., SCHIEFER, W.: Die Bedeutung der Echoenzephalographie für die Erkennung epiduraler Hämatome. Langenbecks Arch. klin. Chir. *310*, 267–291 (1965)

KAZNER, E., HOPMAN, H.: Possibilities and reability of echoventriculography. Ultrasound Med. Biol. *1*, 17–32 (1973)

KAMER, G.: Die Echoencephalographie. Dtsch. Med. Wschr. *89*, 564–567 (1964)

KRESSE, H.: Über die physikalischen Gesetzmäßigkeiten bei Anwendung des Ultraschall-Echoverfahrens am Schädel. Intern. Symposium über Echoencephalographie, Erlangen, April 1967

KRIJGSMAN, J. B.: Echo-encephalography in normal newborns and infants (A-scan). Neuropädiatrie *3*, 421–428 (1972)

KUNST, H.: Die eindimensionale Echoenzephalographie bei neurologischen und psychiatrischen Krankheiten. Stuttgart: Thieme 1974

KUNST, H., QUENZER, H.: Echoenzephalographische Untersuchungen bei Blutungen in den Subarachnoidalraum. Fortschr. Neurol. Psychiat. *39*, 267–278 (1971)

LÁHODA, F., NEUNDÖRFER, B.: Ultraschallechoenzephalographie. Klin. Wschr. *16*, 849–856 (1968)

LEKSELL, L.: Echo-encephalography. Acta scand. *110*, 301–315 (1955/56)

LITHANDER, B.: Clinical and experimental studies in echo-encephalography. Acta Psychiat. Scand. *36*, Suppl. 159 (1961)

MOSTAFAWY, A.: Pediatric Sonoencephalography. Berlin, Heidelberg, New York: Springer 1971

OBERSCHULTE-BECKMANN, D., HAMBURG, O. D.: Echoenzephalographische Untersuchungen an Leichenschädeln mit künstlichen epiduralen Hämatomen. Intern. Symposium über Echo-Encephalographie, Erlangen, April 1967

PIA, H. W., GELETNEKY, C.-L.: Echoencephalographie. Stuttgart 1968

SCHIEFER, W., KAZNER, E.: Klinische Echo-Encephalographie. Mit einer Einführung in die akustischen Grundlagen W. von Güttner. Berlin, Heidelberg, New York: Springer 1967

SCHIEFER, W., KAZNER, E., KUNZE, St.: Clinical Echo-Encephalography. Berlin, Heidelberg, New York: Springer 1968

SCHIERSMANN, O.: Einführung in die Encephalographie. Stuttgart: Thieme 1942

SCHRADER, A., STOCHDORPH, O.: Zur Begutachtung des gedeckten Schädelhirntraumas. In: Das ärtzliche Gutachten im Versicherungswesen. München: Barth 1969

SJÖGREN, I.: Echoencephalography in paediatric practice with special regard to measurement of the ventricular size. Acta Paediat. Scand. Suppl. *178* (1967)

SJÖGREN, I.: Comparative studies of echo-ventriculography and cerebral pneumography in infantile hydrocephalus and cerebral malformations, In: Kazner, E., Schiefer, W., Zülch, K. J. (eds.), Proceedings in Echo-encephalography, pp. 135–142. Berlin, Heidelberg, New York: Springer 1968.

SJÖGREN, I., BERGSTRÖM, K., LODIN, H.: Echoencephalography in infants and children. Comparison with cerebral penumography in measuring ventricular size. Acta Radiol. Suppl. *278* (1968)

VLIEGER, M. DE, RIDDER, H. J.: Echo-Encephalographie bei Hirnverletzungen. Acta neurochir. *9*, 707–708 (1961)

WEBER, Ed., LÁHODA, F.: Das epidurale Hämatom. Med. Klinik *7*, 245–250 (1963)

ZÜLCH, K. J.: Morphologische Voraussetzungen für das abnorme Echoencephalogramm. Inten. Symposium für Echoencephalographie. Erlangen, April 1967

81

F. Láhoda, A. Ross

Basistext zur Neurologischen Untersuchung

1977. 29 Abb. 80 Seiten.
DM 15,–
ISBN 3-540-79780-7

Inhaltsübersicht: Instrumentarium.– Anamnese.– Neurologischer Untersuchungsgang.– Reflexprüfung.– Pyramidenbahnzeichen.– Funkionsprüfung der Hirnnerven.– Sensibilitätsprüfung.– Untesuchung vom Patienten mit Bewußtseinsstörung.– Meningitisches Syndrom.– Kurzgefaßte Übersicht der wichtigsten technischen Hilfsmethoden in der Neurologie.– Register.

H.-H. von Albert

Vom neurologischen Symptom zur Diagnose

Differentialdiagnostische Leitprogramme
Mit Geleitworten von G. Bodechtel und
F. Marguth
1978. 6 Abbildungen. XI, 281 Seiten.
(Kliniktaschenbuch)
DM 24,80
ISBN 3-540-08877-6

Dieses Taschenbuch stellt 84 neurologische Symptome mit Anamnese, Befund und technischen Untersuchungen analysierend dar, so daß auch der Ungeübte Hilfestellung bei der Erhebung von Anamnese und Befund erhält und sich über Indikationen und Notwendigkeiten apparativer Untersuchungen informieren kann. Stichwortartige Hinweise auf die möglichen Krankheitsbilder machen es zu einem differential-diagnostischen Leitprogramm. Die dem Symptom möglicherweise zugrunde liegenden Krankheitsbilder und Syndrome werden nach Häufigkeit geordnet.
Das Buch ist als Ergänzung zu den Standardwerken der Neurologie eine wesentliche Hilfe für den weniger erfahrenen, jungen Klinikarzt bzw. Studenten.

Preisänderungen verbehalten

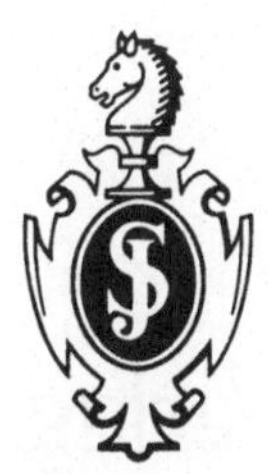

Springer-Verlag
Berlin
Heidelberg
New York